U0311702

# 图解
# 腰腿病特效自疗
## 一学就会

赵鹏 于雅婷 主编

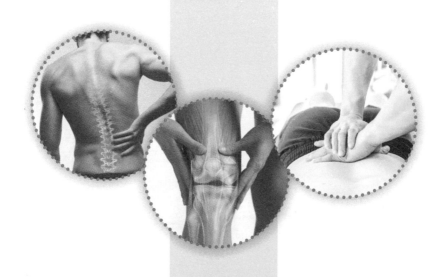

江苏凤凰科学技术出版社

# 腰病的常见误区

| | |
|---|---|
| **错误一** | 腰部发生突发性疼痛，立刻去医院就诊。 |
| **正确的认识** | 腰部发生突发性疼痛时，首先要安静休息，也可以进行冷敷。在即使躺着也还是感到越来越痛，或冷敷也不能减轻痛感的时候再去医院。 |

| | |
|---|---|
| **错误二** | 穿着护腰睡觉。 |
| **正确的认识** | 在睡觉时穿着护腰，会使人体的呼吸不顺畅，肌肉酸痛；而且在翻身的时候，被护腰固定着的腰部很难扭转，会造成腰部的疼痛。 |

| | |
|---|---|
| **错误三** | 无论在哪种疼痛的情况下都泡热水澡。 |
| **正确的认识** | 腰部疼痛时，在没有发炎的情况下可以浸泡全身；但如果发炎的话，浸泡热水会使腰部肌肉肿胀，可能会使疼痛加剧。 |

| | |
|---|---|
| **错误四** | 腰部疼痛时，对着疼痛点用力按揉。 |
| **正确的认识** | 在疼痛点上直接施加压力进行按摩的话，反而会使人体腰部的肌肉过度收缩，引发更剧烈的疼痛感。 |

| | |
|---|---|
| **错误五** | 睡硬一点的床垫对人体因腰椎间盘突出症所致的腰痛有好处。 |
| **正确的认识** | 床垫过硬，人体脊柱的曲线会被迫变成直线，也会迫使人体腰部的肌肉维持在紧张的状态下，加重腰部的疲劳，让人产生痛感。 |

| | |
|---|---|
| **错误六** | 认为睡柔软的床垫可以缓解腰部的慢性疼痛。 |
| **正确的认识** | 床垫过软，会让人体的腰臀部过度下沉，使脊柱的曲线过度弯曲，而且使人体不易翻身，可能会在翻身扭转时伤到腰部。 |

# 常见的腰椎病变

## ① 腰椎滑脱

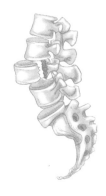

指在椎弓上下关节突之间的部分（也就是峡部）发生断裂，使腰椎分为了两部分。

## ② 腰椎变形突出

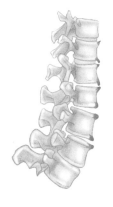

椎间板老化失去弹性，再因为脊柱的压力而逐渐被压扁，使椎体四周的骨质增生，小刺突出，引发慢性腰痛。

## ③ 脊椎管狭窄

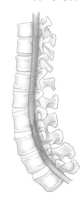

脊椎管出现了异常变窄，骨髓就会压迫马尾神经，导致人体腰痛、麻木、脚痛等。

## ④ 腰椎分离

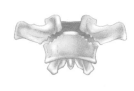

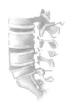

椎骨关节的一部分出现骨折或分离的状况时，人体会感到腰部沉重、酸痛，严重的话还会出现脚部麻木、疼痛的情况。

# 下肢的结构

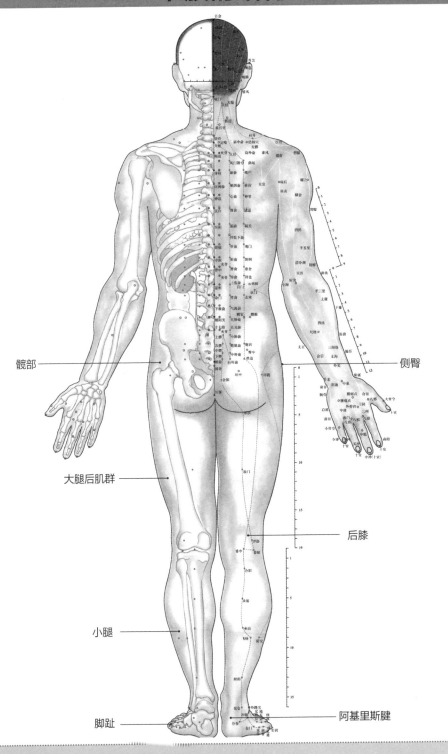

髋部

侧臀

大腿后肌群

后膝

小腿

脚趾

阿基里斯腱

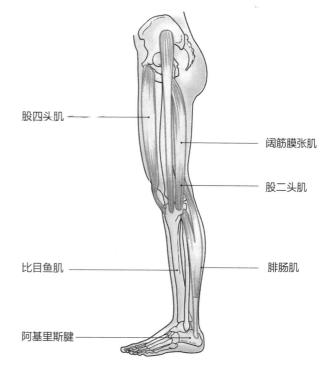

股四头肌

阔筋膜张肌

股二头肌

比目鱼肌

腓肠肌

阿基里斯腱

人体的下肢疾病是腿部和脚部所患的疾病。在现代社会中，由于缺乏运动或运动不当等原因，许多人患有下肢方面的疾病，这也为他们的工作和生活带来了许多不便。

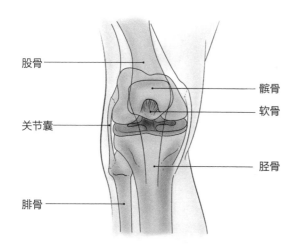

股骨

关节囊

腓骨

髌骨

软骨

胫骨

认识和治疗下肢疾病，应先从认识下肢的结构开始；只有正确认识了人体下肢的结构，才能更好地保护它，让它更好地为人们的生活服务。

# 下肢的常见疾病及治疗

## ● 坐骨神经痛

因腰椎间盘突出，压迫了坐骨神经所致的坐骨神经通路及其分布区域的疼痛。

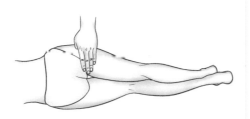

将食指、中指、无名指放在患者的承扶穴上，用力按揉穴位，每次左右各（或双侧同时）按揉1~3分钟。

## ● 梨状肌综合征

因梨状肌发生病变而引起的人体一侧的臀部及下肢酸胀、疼痛的病症。

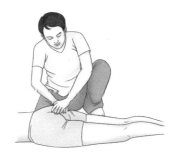

将两拇指重叠，深压肌肉，用力按揉臀部痛点，然后来回拨动患者的梨状肌10~20次。

## ● 膝关节疼痛

由各种原因导致的，以关节痛、麻木、肿胀为主要表现的病症。

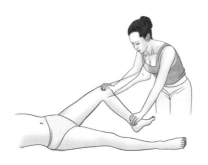

用两手分别握住患者的膝部和踝关节，一手用力按压其髌骨，用另一只手的拇指点、揉、拨、刮髌骨旁脂肪垫区中的痛点。

## ● 类风湿性关节炎

以关节病变为主的一种慢性的全身性疾病，其典型表现是晨僵。

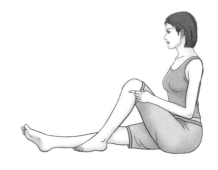

将食指的指腹放在阳陵泉穴上，垂直按揉；每次左右各按揉1~3分钟，会有酸、胀、痛的感觉。

## ● 膝关节滑膜炎

因膝关节病变导致的以关节肿胀、疼痛和关节腔积液为主要表现的病症。

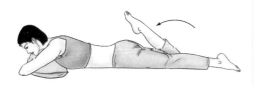

俯卧，缓慢屈曲一侧膝关节；将小腿抬起，使脚跟尽可能地接近臀部，坚持3~5秒后放松。

## ● 踝关节扭伤

由扭伤导致的踝关节局部组织肿胀、疼痛和活动受限的病症。

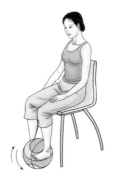

坐在椅子上，用双脚夹住1个篮球或足球，用双脚顺时针和逆时针地反复转动该球，可帮助恢复踝关节的功能。

## ● O型腿

两侧踝关节内侧并拢时，双膝之间的距离在2厘米以上的病症。

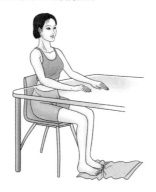

两脚并拢坐在椅子上，背部挺直；在地上铺1块30~40厘米长的毛巾，用脚趾抓住毛巾，将其慢慢地拉到脚边。

## ● 下肢肿痛

由于血液循环不良而导致下肢水肿、疼痛的病症。

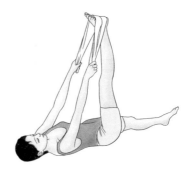

一边用鼻子吸气，一边抬高一条腿；用毛巾从脚心处套住一只脚；用两手抓住毛巾的两端，向胸部方向拉毛巾，保持15秒。

# 膝关节的负重

人体的膝关节是下肢的重要组成部分，下肢许多疾病的出现，如O型腿，都与膝关节的负重和变形有关。

## ● 上下楼梯时膝关节的负重

上楼梯时，膝关节平均弯曲50°；下楼梯时，膝关节平均弯曲65°。在这个过程中，会给膝关节增加约7倍体重的压力。

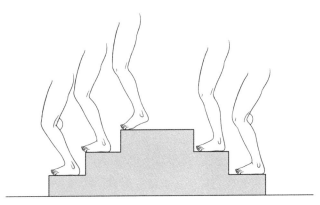

## ● 加在O型腿上的负担

正常的腿和O型腿所承受的重量是不同的。如图所示：

正常的腿

O型腿

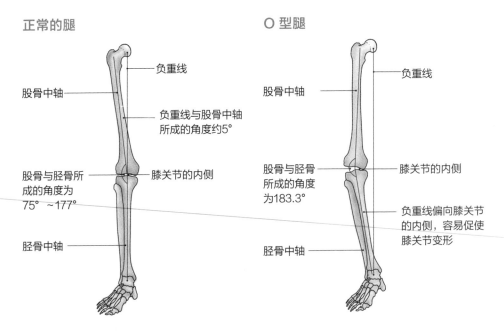

正常的腿：
- 负重线
- 股骨中轴
- 负重线与股骨中轴所成的角度约5°
- 股骨与胫骨所成的角度为75°~177°
- 膝关节的内侧
- 胫骨中轴

O型腿：
- 负重线
- 股骨中轴
- 股骨与胫骨所成的角度为183.3°
- 膝关节的内侧
- 负重线偏向膝关节的内侧，容易促使膝关节变形
- 胫骨中轴

# 我的下肢我做主，彻底摆脱疼痛困扰

## ● 什么是腰痛病

在传统意义上，腰痛代表了人体的一种衰老现象，但现在，随着生活节奏的加快，工作强度的加大，腰痛病成了现代人的一种"时尚病"。种种原因都造成了腰痛病患者的数量急剧增长。据不完全统计，每10个人里就有8个人患有腰痛病。如此高的患病率使疼痛的危机时刻潜伏在我们身边。如此一来，清醒认识腰痛，是预防和治疗该病的基础。

腰痛病的频繁出现，跟我们日常生活中的各种行为和姿势都有关系。我们身体的腰椎间盘时刻都在承受着大小不一的压力；正是由于这些压力的增加或累积才造成了腰痛，也就有了突发性腰痛与慢性腰痛之分。突发性腰痛在疼痛出现的前期并没有任何征兆，一般是人的腰部突然就疼痛起来，这很容易在人搬东西、身体弯曲、突然站起时出现。而慢性腰痛常常带有沉重感、无力感，并且人经常会觉得疲惫，这基本上都是人体在长期累积的情况下形成的。

## ● 什么是下肢病

在现代都市生活中，许多中老年人的下肢部位，特别是膝关节部位非常容易出现各种各样的毛病。这是因为，随着年龄的增加，人体腿部肌肉的力量也会渐渐减退。如果不注意保养，这些支撑着身体的重要肌力就会逐渐减弱，这样势必造成腿部和膝关节独自承受全身的重量，久而久之，腿部和膝关节就会产生酸痛的感觉，严重时会有剧烈的疼痛，甚至让人无法正常行走，严重影响人们日常的生活和工作。

## ● 腰痛及下肢病的治疗

本书主要从中医传统疗法和现代疗法两方面告诉您如何治疗腰痛和下肢病，其中包括穴位疗法、按摩疗法、拔罐疗法、刮痧疗法、艾灸疗法、中药药膳疗法、运动疗法、温冷疗法和放松疗法等9大疗法的近百种方法；并详细介绍了治疗各种腰痛及下肢病症的操作步骤。

近几年来，现代人的健康养生的观念越来越强烈，"是药就有三分毒"的认识让人们开始更多地选择中医治疗。穴位、按摩、拔罐、刮痧、艾灸、中药药膳作为中国传统医学的重要组成部分，也因为它们的操作方法简单、疗效显著、无毒副作用等优势而越来越受到人们的重视，对人体的腰痛病及下肢病症的治疗自然也离不开它们。

伴随着"养生热""中医热""运动热"和"瑜伽热"的迅速发展，运动疗法也理所当然地成为了本书的一大重点。在针对不同病症、不同人群、不同体位的运动方法里，您总会找到一种适合自己的方法；只要持之以恒，相信您会拥有一个健康的腰部及下肢。此外，温冷疗法和放松疗法也会让您从中收获不少，您会发现，原来远离疼痛可以这么简单。

● **关于本书**

本书共分为两篇，第一篇主要介绍人体腰部的结构和引起腰痛的原因，使读者对腰痛病有一个感性的认识，并为读者详细讲述了保养腰部的诀窍，也按中医疗法和现代疗法介绍了治疗腰痛病的有效方法。第二篇则主要介绍了引起人体患下肢病的原因，日常生活中保护下肢的小诀窍，让读者随时随地都可以保护下肢，也同样按中医及现代疗法介绍了治疗下肢痛的疗法。

在形式上，本书最大的特点是采用了大量的图片。为方便读者使用，本书在每一部分中都采用了图片或真人照片做图解，让读者可以一看就懂，一学就会。例如将各个穴位的位置通过图片的形式表现出来，将刮痧顺序、按摩方法、运动动作通过图解直观地展示出来等，让读者自己在家就可以照着书本上所说的去操作，既方便又快捷地达到治病的目的。

由于时间仓促，编者的知识有限，在编写这本书的过程中，难免会存在一些疏漏之处，敬请广大读者谅解。最后，我们真诚地希望，《图解腰腿病特效自疗一学就会》能真正地成为您治疗腰痛和下肢痛的好帮手。

# Contents 目录 ▶

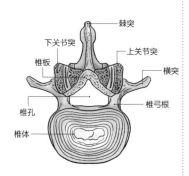

**腰椎的结构**

　　人体椎骨的形态结构基本相似，都是由1个椎体、2个椎弓根、2个椎板、2个横突、2对关节突和1个棘突组成的，腰椎骨也不例外。

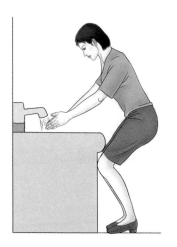

**使腰部舒服的姿势**

　　微微屈膝，用膝关节顶着洗漱台，能有效将体重分散，让腰部舒适。

## 上篇

# 第三章　用中医疗法治疗腰痛

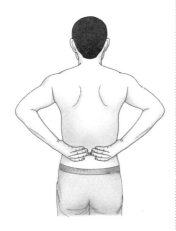

**命门穴**

　　在第2腰椎棘突下，肚脐正后方即是。主治腰扭伤、坐骨神经痛。

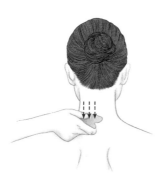

**面刮法**

　　将刮痧板向刮拭的方向倾斜30°~60°，用刮痧板的长边接触皮肤，自上而下或从内到外地向同一方向以直线刮拭。

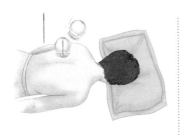

**针罐法**

　　针刺与拔罐相结合的综合方法，多用于治疗时体位变动不大，以及局部出现疼痛现象，且病程较长的患者。

## 第四章　　用现代疗法治疗腰痛

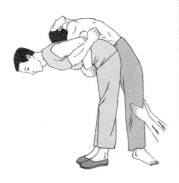

**对抗牵引法**

　　此方法主要是利用一对平衡的作用力，对患者的第4、第5腰椎进行牵引，舒筋活血。

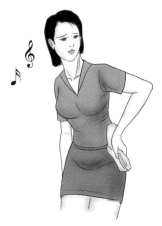

**腰痛热敷**

将热毛巾敷在腰部疼痛处，能有效缓解慢性腰痛。

# 下篇

## 第五章 清楚认识您的下肢

## 第六章 保养下肢的小诀窍

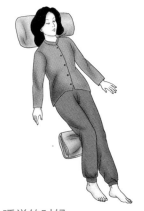

**睡觉的时候**

将疼痛一侧的肢体轻轻屈起，把1条卷好的毛巾垫在肢体的下面，这样睡觉时就会比较轻松。

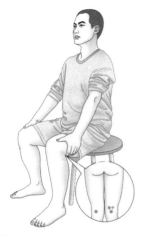

委中穴

委中穴在腘横纹的中点处，当股二头肌腱与半腱肌肌腱的中间处。长期按摩此穴，对人体的下肢疼痛有良好的疗效。

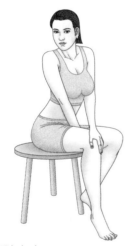

阳陵泉穴

阳陵泉穴位于人体膝关节的斜下方，小腿外侧之腓骨小头稍前处的凹陷中，按摩它对治疗人体的肩关节痛、膝关节痛、腰腿疼痛等有很好的疗效。

## 第七章　用中医疗法治疗下肢痛

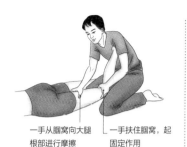

一手从腘窝向大腿
根部进行摩擦

一手扶住腘窝，起
固定作用

**摩擦大腿**

在大腿上的摩擦方向是从
膝关节向大腿根部进行，以皮肤
稍微感到温热的力度按摩。摩擦
时，要一手固定大腿，一手从膝
关节向大腿根部进行摩擦。

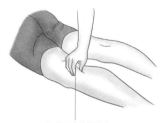

抓住腘窝处的肌肉，
以画圆的方式慢慢扭
转5~6次

**扭转按摩**

缓解膝关节后侧肌肉的疲劳
可以通过扭转按摩和提拉肌肉的
方式来进行。

# 第八章　用现代疗法治疗下肢痛

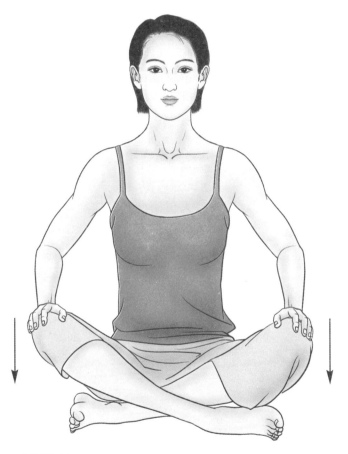

膝髋运动

　　呈盘腿打坐的姿势，双足置于对侧小腿下，双手置于两侧膝关节上；逐渐用力压两侧的膝关节，使其尽量贴近床面；坚持1～5秒后放松。

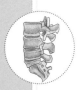

**本章看点**

● 腰部的生理结构
   腰椎、骶骨和两侧的髂骨共同构成了人体腰部的骨骼

● 腰痛病的自我检测
   使用简单的方法检测一下自己是否有患腰痛病的危机

● 患腰痛病的生理原因
   脊椎、椎间盘、韧带等部位承受着较大的作用力

● 腰痛病的形成
   造成腰痛病的具体生理原因

● 突发性腰痛的形成
   发病前没有任何征兆，腰部突然疼痛

● 慢性腰痛的形成
   常伴有腰部沉重、无力感，且经常感到疲惫

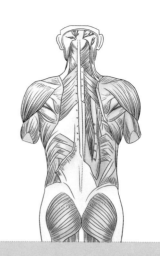

# 上 篇

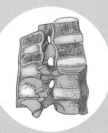

## 第一章
## 清楚认识您的腰

　　随着生活节奏的加快，工作强度的增大，繁忙紧张的生活使许多人患上了不同程度的腰痛病。据不完全统计，每10个人里就有8个人患有腰痛病。但是很多人觉得腰痛不是大病，从而不注意防治，以至于病痛越来越严重。那么，怎么知道自己是不是也出现了腰痛的症状，以便及早治疗呢？下面就让我们从认识自己的腰部开始。

# ① 腰部的生理结构

　　人体的腰部是支持身体和运动系统的重要组成部分，我们在日常生活和工作中产生的种种需求都有赖于腰部的灵活运动来完成。但腰部中任何一个组织器官发生了器质性改变，或其附近的脏器出现了疾病都是引起腰痛的原因。

　　腰部从一般意义上来说是指人体的脊背，也就是医学上所指的胸椎下方至骨盆上方能伸展的部位。下面，我们先来了解一下腰部的结构。

## ◉ 腰部的骨骼

　　腰椎、骶骨和两侧的髂骨共同构成了人体腰部的骨骼，其中最重要的是腰椎。它上接胸椎，下连骶椎，共同构成了人体躯干的中轴线，成为了人体的支柱。同时，腰椎还肩负着支持髋部和下肢的"重任"，对身体有缓冲、运动、平衡的作用。

## ◉ 腰椎间的连接

　　椎间盘和关节突关节是人体脊柱运动的基础，其中任何部分受损，都可能导致疼痛症状的出现。所谓"椎间盘"，就是腰椎每2个椎体之间夹有的那层与椎体紧密结合的纤维软骨垫；它连接着椎体和前、后纵韧带，在脊柱中起着缓冲的作用。除了椎间盘之外，还有2个后关节突关节联系着相邻的2个腰椎，其主要作用是防止脊柱滑脱或过伸，以稳定脊柱。此外，脊柱的每个椎骨之间都有很多韧带相联系，它们共同肩负着调节腰部的屈曲和伸展功能的责任。

## ◉ 腰部的软组织

　　腰可以说是人体活动的"枢纽"，但它周围没有其他骨骼的保护，只有腰椎本身及其周围附属的软组织。所以这个部位的关节比人体全身其他任何关节所承受的压力都要大，同时关节的各项活动都需要肌肉的参与。因此，稳定及保护腰椎的角色就归于腰部的软组织了；也有人形象地把腰部软组织比喻成腰椎的坚强"护卫者"，其重要性可见一斑。

　　除此之外，腰椎中还包括椎间孔以及从中通过的脊神经，它们也可能成为腰痛发生的原因。

# 腰部的生理结构

从人体腰部的不同部位的结构图中，您可以更直观地认识和了解自己的腰。

## 腰椎的结构

人体的椎骨的形态结构基本相似，都是由1个椎体、2个椎弓根、2个椎板、2个横突、2对关节突和1个棘突组成。腰椎骨也不例外。

### 上面观

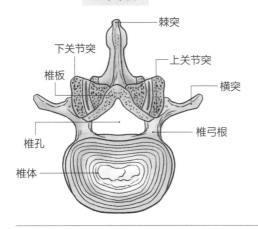

- 棘突
- 下关节突
- 上关节突
- 椎板
- 横突
- 椎孔
- 椎弓根
- 椎体

### 侧面观

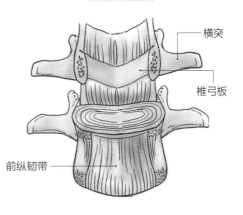

- 横突
- 椎弓板
- 前纵韧带

## 腰椎韧带的分布

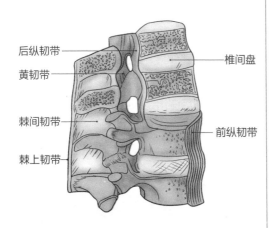

- 后纵韧带
- 黄韧带
- 棘间韧带
- 棘上韧带
- 椎间盘
- 前纵韧带

前纵韧带形成坚固的膜状韧带；后纵韧带构成椎管的前壁；黄韧带处在相邻的椎板之间；棘上韧带连接相邻棘突的深部，主要作用在于保持人体躯干的直立。

## 腰肌及腰部软组织

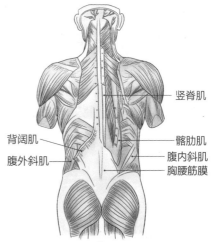

- 竖脊肌
- 背阔肌
- 腹外斜肌
- 髂肋肌
- 腹内斜肌
- 胸腰筋膜

在腰部的内部，参与和支配人体脊柱运动的肌肉、肌腱腱鞘，连接椎体的韧带、腰背筋膜、滑膜及关节囊等被统称为腰部软组织。

# ② 腰痛病的自我检测

腰痛病在我们的生活中如此普遍，而我们在忙碌的工作中很少有时间去医院做检查。所以在这里，我们介绍几种容易掌握的方法，让您检测一下自己是否有患腰痛病的风险。

## ● 方法一：手掌观测法

手掌中的腰椎区主要反映人体的腰肌、腰骶椎的病症，从中我们可以看出自己是否患有腰椎间盘突出症、腰痛病、腰扭伤等。

## ● 方法二：身体检视法

1.身体平躺，眼睛直视上方，手脚伸直；请别人将您的脚跟并拢，看是否有长短脚。

2.身体平躺，眼睛直视上方，手脚伸直，看胸部是否有倾斜或不对称的现象。

3.趴在床上，头与身体保持同一高度，手脚伸直，看屁股是否出现了不对称现象。

在上述情况中，如果您发现了任何一种不妥，且自身没有跌倒或腰部受撞击的病史，那么您很可能患有髋骨错位，也就是骨盆歪斜，要及时治疗。

## ● 方法三：摸清疼痛规律

95%的腰椎间盘突出症患者都会出现从腰到腿的闪电似的疼痛。随着人体打喷嚏、咳嗽、用力排便等动作的进行，疼痛会加剧；走路、弯腰、屈膝等也会使疼痛更剧烈；但屈膝或屈髋躺卧休息时疼痛会减轻，这很大程度上是由腰椎间盘突出症引起的。

## ● 方法四：直腿抬高测试

测试者躺在床上，双手自然垂放在身体两侧，然后腿伸直，向上抬，膝关节不能弯曲。另一个人记录测试者的抬高角度，即下肢与床面的角度。正常人伸直腿后抬高的范围在80°~90°。如果抬高的角度不到60°，同时腿部的后侧出现放射性疼痛，则记为阳性。阳性率达到95%以上者，就很可能患有腰椎间盘突出症。

# 腰痛病的自我检测法

从下面的这些图中，我们可以直观地掌握检测自己是否患有腰痛病的方法，以便更好地将其运用于实际。

## 手掌观测法一

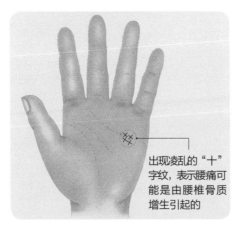

出现凌乱的"十"字纹，表示腰痛可能是由腰椎骨质增生引起的

腰椎区位于无名指与小指之间的指缝下面，如果此区出现凌乱的"十"字纹，就表明人体可能会有因腰椎骨质增生引起的腰痛。

## 手掌观测法二

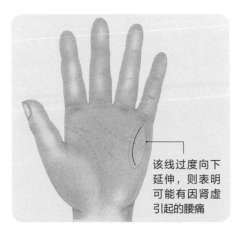

该线过度向下延伸，则表明可能有因肾虚引起的腰痛

如果图中圈注的线过度延长，并延伸到腰椎区，则提示人体可能患有因肾虚引起的腰痛。

## 手掌观测法三

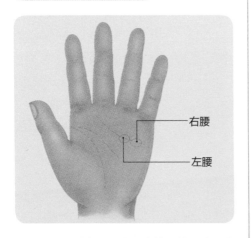

右腰

左腰

如果在图中所示的手中的腰椎区出现白色且凸出的情况，则表明人体患有腰痛病；如果该区中出现白色，且呈凹陷状，则表明人体有腰扭伤或腰椎变形的情况。

## 直腿抬高测试

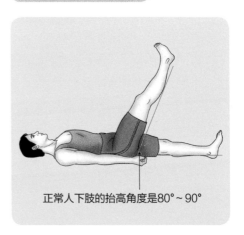

正常人下肢的抬高角度是80°～90°

下肢抬高的角度不到60°时，大腿后侧出现放射性疼痛，就表示患有腰椎间盘突出症。

# ③ 患腰痛病的生理原因

为什么患腰痛病的人越来越多，而且也不再局限于老年人？腰痛病到底是怎么一回事？下面就让我们来了解一下患腰痛病的生理原因。

腰痛病在我们的生活中频繁出现，跟我们日常生活中的各种行为和姿势都有关系。我们身体的腰椎间盘时刻都在承受着大小不一的压力，都潜伏着产生腰痛病的危机。正是由于这些压力的出现和累积才造成了腰痛病。

单纯地从人体的生理构造来说，人体从腰部到脚所产生的疲劳感远重于身体的其他部位，即使是经常扛举物品的手臂也远不及腰部疲劳。人类是以双脚为支撑点进行行走的，要想保持腰背部和头部的直立姿势，必须有一对平衡力在人体前后作用。这就好像一个梯子，您要保持它的平稳，维持其中立状态而不倾斜，那就必须从梯子的两侧施加相同大小的力，否则梯子一旦失去平衡就会倾倒。相同的道理运用在人体上，我们就不可能通过外力来维持身体的直立平衡，只能通过来自身体内部的腰背部的背肌、臀肌、胸腹部等肌群的力量来维持身体的直立姿势。可见，人体的肌肉是腰部运动和产生力量的主要部分。

如果人体背部、腹部的肌肉逐渐衰弱，就无法再继续支撑脊柱和上半身的重量，这样身体的重量就不得不向其他部位的肌肉寻求支撑，而这样自然也就容易造成不正常的站立姿势，甚至会造成身体的倾斜。无论是哪种情况，时间久了都会造成腰部椎间盘受损和腰部扭曲，疼痛自然就不可避免了。

当我们走路时，身体的前后两组肌群就会自行通过大脑、小脑进行调整，以寻求一种动态的平衡。而这个时候，人的身体前后两组肌群的作用力的合力就会通过脊柱向下传递，致使脊柱、椎间盘、韧带等部位承受着较大的作用力。这就是人体腰部容易受伤，产生疼痛感的根本原因。

# 腰椎可承受的压力

人体的腰椎一旦承受超负荷的压力，就会出现腰痛。那么在不同姿势下，腰椎所能承受的压力又是多少呢？让我们来了解一下吧。

## 腰椎间盘压力承受表

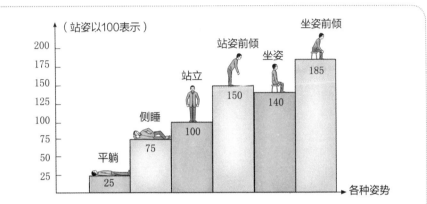

我们把人体处于直立站姿时腰椎间盘所承受的压力定为100，以此为参照系数，列出人体在其他各种姿势状态下腰椎间盘承受压力的大小。

## 直立时的腰部作用力

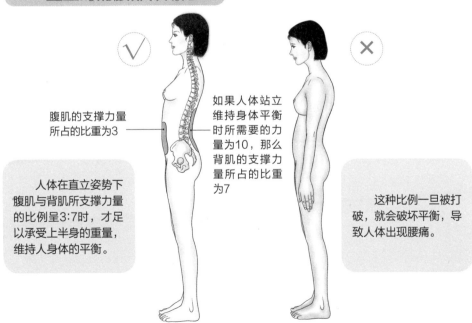

腹肌的支撑力量所占的比重为3

如果人体站立维持身体平衡时所需要的力量为10，那么背肌的支撑力量所占的比重为7

人体在直立姿势下腹肌与背肌所支撑力量的比例呈3:7时，才足以承受上半身的重量，维持人身体的平衡。

这种比例一旦被打破，就会破坏平衡，导致人体出现腰痛。

# ④ 腰痛病的形成

在传统意义上，腰痛代表了一种衰老现象，但现在，腰痛病已经成为现代人的一种"时尚病"，种种原因造成了腰痛病患者的急剧增长。在前面，我们已经知道了腰痛病出现的生理原因，接下来就让我们详细了解一下形成腰痛病的具体原因。

## ● 脊柱的弯曲形状

脊柱的活动方式是造成人体患腰痛病的原因之一。当我们弯腰时，是第4、第5腰椎在弯曲；当上半身弯曲90°时，我们的第4、第5腰椎就要弯曲45°。腰椎活动范围的大小决定了支撑肌肉压力的大小；一旦腰椎上的压力累积，弯曲度长期大于45°，就会造成腰肌疲劳过度，从而引起腰痛。

## ● 脊柱的分离

脊柱分离的情况主要发生在进行剧烈运动的人身上，出现这种现象的原因主要是椎骨的一部分出现了骨折或分离。在此情况下，人体会感到腰部沉重酸痛，严重的话还会觉得脚部麻木疼痛。

## ● 腰椎的变形

变形性腰椎疼痛以早上起床时腰痛，腰部僵硬、不灵活为主要表现，这主要是由椎间板的退行性改变引起的。椎间板在发生退行性改变后会失去原有的弹性，再因脊柱的压力而逐渐被压扁；一旦受到刺激，椎体四周的骨质增生，会出现小刺状（骨刺）的凸起。这种凸起使支撑人体脊柱的肌肉力量变弱时，就会引发慢性的腰痛。

## ● 脊椎管狭窄

脊椎管是人体的腰椎中间血管与神经通过的地方，位于脊柱后，骨髓也从脊椎管通过。一旦脊椎管出现异常，变窄，就会压迫马尾神经、血管，使人出现腰痛、麻木、脚痛等症状。这种腰痛病在脊椎管本来就狭窄的老年人身上比较常见；另外，因年龄增长，脊椎管随之发生变化的老年人也是脊椎管狭窄症的主要发病人群。

# 腰痛病的形成

人体腰部骨骼发生的各种变化都是造成腰痛的原因，从下面的图中我们可以看到腰部骨骼到底发生了怎样的变化，以至于让人出现腰痛。

## 脊柱的弯曲形状

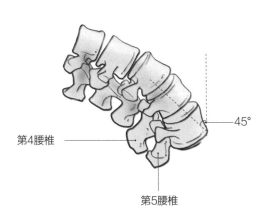

第4腰椎

第5腰椎

45°

当人体的上半身弯曲90°时，第4、第5腰椎就要弯曲45°；腰椎活动范围的大小决定了支撑肌肉的压力的大小；一旦压力累积，疲劳过度，就很容易引起腰痛。

## 脊柱的分离

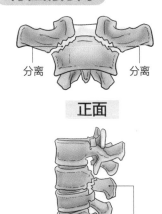

分离　　　　　　分离

**正面**

分离

**侧面**

椎骨的一部分出现骨折或分离的状况时，会使人感到腰部沉重、酸痛，严重时还会出现脚部麻木、疼痛。

## 腰椎的变形

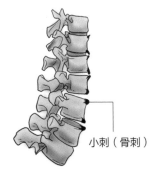

小刺（骨刺）

椎间板发生退行性改变后失去原有的弹性，再因脊柱的压力而逐渐被压扁；受到刺激后，椎体四周的骨质增生，会出现小刺状的凸起。这种凸起使支撑人体脊柱的肌肉力量变弱时，就会引发慢性的腰痛。

## 脊椎管狭窄

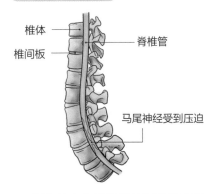

椎体

椎间板

脊椎管

马尾神经受到压迫

骨髓从人体脊柱后的脊椎管中通过，一旦脊椎管出现异常，变窄，就会压迫马尾神经，让人出现腰痛、麻木、脚痛等。

# ⑤ 突发性腰痛的形成

　　突发性腰痛在发病前没有任何征兆，往往突然间就出现疼痛，很容易在搬东西、弯曲身体、突然站起的情况下出现。仔细研究的话，这类腰痛的形成可以归结为以下几个原因。

## ● 因某一动作突然引发

　　这种情况是最常见的。比如人们在搬重物或抱孩子的时候，事先在心里对要负担的重量低估了。所以在猛然间负重时，本来预计使出的力气没有能够搬起重物，人体的腰部突然承受了过人的负担。这样就会让人扭伤腰部，或者导致肌肉附近所包裹的筋膜发炎，进而产生疼痛。

## ● 某一时刻无诱因的突然疼痛

　　很多时候，我们也会出现这样的情况，觉得自己今天没有做什么特别的事，可腰就是莫名其妙地疼了起来。这个时候您可能要回想一下，自己这几天有没有做什么特别的事；因为可能是您一两天前做了剧烈的运动或是进行了超负荷的工作，而又没有进行适当的压力放松，致使肌肉或肌肉附近的筋膜发炎，引发疼痛感。

## ● 生活方式或个人体形的变化

　　个人体形的突然改变也会改变我们的身体状况，例如，体重在突然增长或者突然减轻时。当然，这个体重的轻重变化是针对一两个月前的自己而言的。人体的体重在短期内急剧增加，已经习惯原本体重的肌肉、关节、韧带等部位在这个时候就必须承担更重的负荷，因此就会让人更容易产生腰痛。

# 缓解突发性腰痛的方法

对于突发性腰痛，有很多种方法可以进行缓解，在这里给您介绍几种既简单又操作方便的方法，以供您在生活中使用；但疼痛严重时，请及时就医。

## 侧卧抱膝

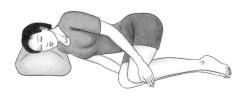

取侧卧姿势躺在床上，同时双手抱住膝关节，向腰部靠拢，就像猫背部蜷起的姿势一样，可以缓解腰部的疼痛。

## 弯腰坐姿

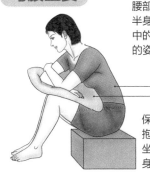

腰部拱起，呈上半身的重量被怀中的抱枕所承担的姿势

保持坐姿，抱住抱枕或者枕头、坐垫等，让上半身前倾

## 屈膝平躺

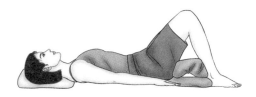

平躺在硬度适中的地方，使人体的腰部不会向下低陷；屈起膝关节，并在膝关节下方垫1个枕头。

## 轻柔按摩

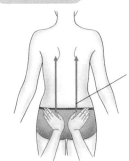

在疼痛的部位，双手以轻柔的力量由下向上慢慢按摩；可根据疼痛的程度增加或减轻力度

## 冰袋冷敷

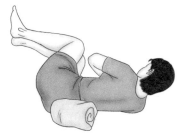

取侧躺姿势，双膝弯曲，然后用毛巾把冰袋或装了冰块的塑料袋包裹住，放在腰后疼痛处；注意不能让冰块直接接触皮肤，且不宜长时间使用。

## 就地取材

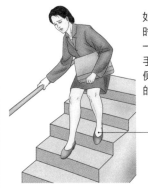

如果在楼梯间行走时突发腰痛，可以一手扶着楼梯扶手，同时将疼痛一侧的脚放在高一阶的楼梯上

第一章 清楚认识您的腰

# ⑥ 慢性腰痛的形成

　　人体在发生慢性腰痛时常伴有一种难以形容的沉重感、无力感，还会经常觉得疲惫。造成这种慢性腰痛的原因有很多，基本上都是在长期累积下形成的。主要因素有以下几方面。

## ◉ 长时间保持同样的姿势

　　长时间保持同一个姿势，时间一长，会对人体的同一部位造成持续的负担，使疲劳不断累积；如果在身体歪斜不正的前提下养成不良姿势或走路的习惯，也会使身体不断累积疲劳。这容易导致慢性腰痛。

## ◉ 伴随年龄增长而发生的身体变化

　　在人体中，位于肌肉和椎体之间的椎间盘是容易累积疲劳的部位。随着年龄的增长，身体不断发生变化，这无疑加重了椎间盘的负担；相应地也就增加了发生腰痛的机会。

## ◉ 体质因素

　　在患有慢性腰痛的患者中，因体质因素而导致腰痛的比例也不在少数。比如，冷体质的人。有些人可能天生属于冷体质，而有些人则是在后天的行为习惯中形成了冷体质，如经常穿裙子、天冷时不喜欢穿厚衣服的人都容易使身体受凉，形成慢性腰痛。

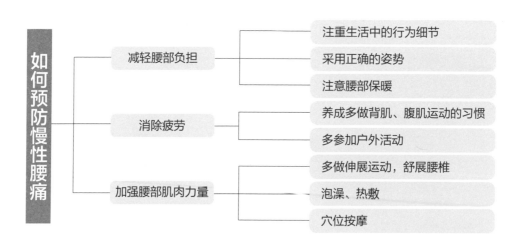

| 如何预防慢性腰痛 | 减轻腰部负担 | 注重生活中的行为细节 |
| | | 采用正确的姿势 |
| | | 注意腰部保暖 |
| | 消除疲劳 | 养成多做背肌、腹肌运动的习惯 |
| | | 多参加户外活动 |
| | 加强腰部肌肉力量 | 多做伸展运动，舒展腰椎 |
| | | 泡澡、热敷 |
| | | 穴位按摩 |

# 缓解慢性腰痛的方法

慢性腰痛的缓解需要一个长期的过程。以下这几种方法也是需要长期坚持才会有效果的。

## 热敷

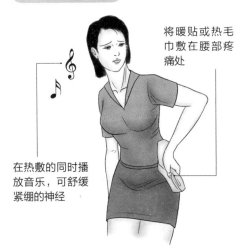

将暖贴或热毛巾敷在腰部疼痛处

在热敷的同时播放音乐，可舒缓紧绷的神经

热敷是缓解慢性腰痛最简便、有效的方法，能使人的身体达到最佳的休养状态。

## 暖贴产品

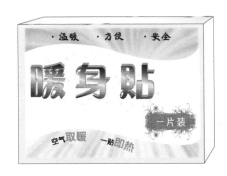

· 温暖  · 方便  · 安全

暖身贴

一片装

空气取暖   一贴即热

外出时可以使用暖贴，可持续温暖腰部，减轻腰部的沉重感。暖贴产品是日本人发明的，它能在10~12个小时内发热，可缓解腰痛、肩痛、关节痛、痛经等，但不能直接接触皮肤，将它贴在内层衣服上即可。

## 腹肌运动

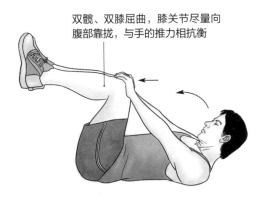

双髋、双膝屈曲，膝关节尽量向腹部靠拢，与手的推力相抗衡

每天做一些腹肌运动，可以改变人在日常的运动习惯，避免刺激与脊柱平行分布的神经，促进血液循环，进而改善人体腰部疼痛。

## 按摩

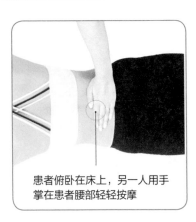

患者俯卧在床上，另一人用手掌在患者腰部轻轻按摩

人体的腰部紧绷、僵硬是由于肌肉运动过度所造成的，因此，以放松肌肉为主的按摩疗法是很有效的。

# 本章看点

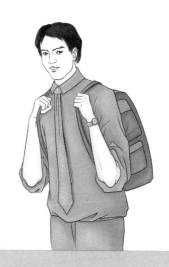

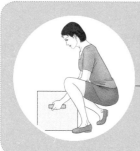

# 第二章
## 保养腰部的小诀窍

　　很多人在一开始腰痛的时候并不是很在意，觉得没什么大不了，等到疼痛严重、治疗麻烦的时候才后悔自己平时没有注意保护好腰部。其实，在我们日常生活中的任何一种情境下，都可以轻松、方便地保养腰部，而且不会占用太多的时间，即可使工作、生活、身体健康三不误。本章就向您介绍一些简单的小诀窍。

# ⑦ 睡觉的时候

睡觉时，应该是我们的身体呈现最放松的状态的时候，但是究竟怎样的睡觉方式才是最有利于缓解人体的腰部疼痛，保护腰部的呢？让我们来看看。

图解腰腿病特效自疗一学就会

## ● 让腰部舒适的睡觉方式

1. 将脚部稍微垫高。

2. 枕头的高度适中。

3. 床垫的硬度适中。

## ● 造成腰部负荷的方式

1. 身体的姿势歪斜。

2. 双脚伸直的睡姿。

3. 床上用品过于柔软。

### 仰睡

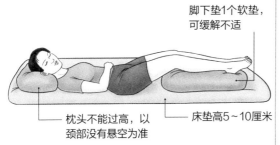

脚下垫1个软垫，可缓解不适

枕头不能过高，以颈部没有悬空为准

床垫高5～10厘米

放松躺下，腿不要伸直，自然弯曲。床垫高5～10厘米，头和脚下各放1个枕头，尤其是在脚下放1个，可以减缓腰部的疼痛不适。

### 在公交或地铁上睡觉

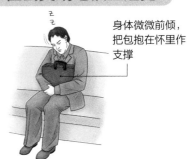

身体微微前倾，把包抱在怀里作支撑

在地铁或公交车上坐着睡觉时，人体的上半身会不自觉地往旁边倒，会勉强脊柱弯曲，加重腰部的负担，而使用上面的方式就可减轻腰部的负担。

### 侧睡

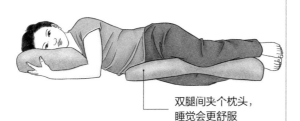

双腿间夹个枕头，睡觉会更舒服

侧睡时脊柱呈弓形，肌肉也处于放松状态，所承受的压力相对较小。而且在双腿间夹个枕头，会提高人在睡觉时的舒适感。

### 在办公室睡觉

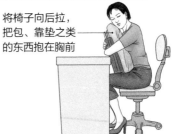

将椅子向后拉，把包、靠垫之类的东西抱在胸前

趴在桌子上睡觉，人体腰部的弯曲程度较大，所承受的负担也大；而使用上面的睡觉方式，就可以减轻腰部的负担了。

# (8) 起床的时候

很多人早上匆匆忙忙地从床上蹿起来，赶着去上学或上班，其实这样的起床方式对腰部有很大的伤害。让我们来了解一下该怎么用正确的方式起床。

## ● 放松腰部的起床方式

1. 醒后用一两分钟晃晃手腕和脚腕。
2. 做一些简单的伸展动作。
3. 借助手臂的力量撑起身体的上半身起床。

## ● 造成腰部负荷的方式

1. 起床的时间过于紧凑，精神紧绷。
2. 借助腹肌的力量，快速坐起。
3. 使用腿部的力量，起身缓慢。

### 伸展运动一

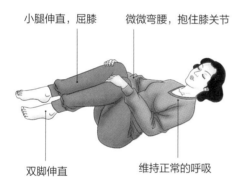

小腿伸直，屈膝

微微弯腰，抱住膝关节

双脚伸直

维持正常的呼吸

### 伸展运动二

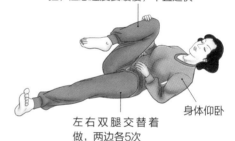

右手抱起右膝，最大程度地向上半身拉扯，注意速度要缓慢，不宜过快

左右双腿交替着做，两边各5次

身体仰卧

### 伸展运动三

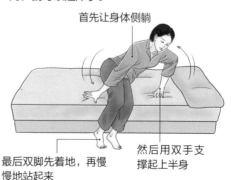

身体平躺，双手放在身体的两侧

左右各扭转5次

将膝关节进行弯曲的同时最大程度地向左倒下，维持几秒后恢复初始状态

### 正确的起床方式

做完简单的伸展运动，放松好僵硬的肌肉，就可以起床了。

首先让身体侧躺

然后用双手支撑起上半身

最后双脚先着地，再慢慢地站起来

# ⑨ 洗漱、穿戴的时候

一般情况下，洗漱、穿戴的时候也是最容易让人忽略要保护腰部的时候；其实，稍微改变一下您的习惯，对腰部就大有好处了。

## ● 让腰部舒适的方式

1. 坐着穿裤子、袜子、鞋。
2. 坐着化妆，系领带。
3. 洗脸时单脚放在踏板上。
4. 穿上衣时动作轻缓。

## ● 造成腰部负荷的方式

1. 站着穿裤子或袜子。
2. 将膝关节挺直，站着洗脸。
3. 化妆时双腿挺直，弯腰。
4. 穿上衣时身体快速扭转。

图解腰腿病特效自疗一学就会

### 让腰部舒适的洗漱方式

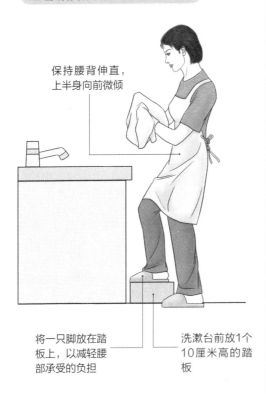

保持腰背伸直，上半身向前微倾

将一只脚放在踏板上，以减轻腰部承受的负担

洗漱台前放1个10厘米高的踏板

在腰部疼痛的时候，把与疼痛在同一侧的那只脚放在踏板上，会让腰部更舒适一些。

### 加重腰部负担的洗漱方式

这种姿势对腰部造成的压力是我们平时直立站着时的1.5倍。

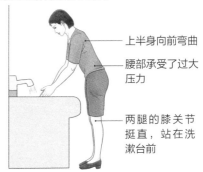

上半身向前弯曲

腰部承受了过大压力

两腿的膝关节挺直，站在洗漱台前

### 在公共场所的正确洗漱方式

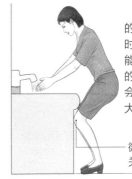

在公共场所的洗手间内洗漱时，图中的姿势能有效地将人体的体重分散，不会对腰部造成过大的负担。

微微屈膝，用膝关节顶着洗漱台

# ⑩ 乘坐交通工具的时候

上下班、出差、旅游，在这些情况下我们都会选择乘坐公交车、地铁、火车或飞机等交通工具。在这些情况下又该怎样保护好自己的腰部呢？

## ● 让腰部舒适的乘车方式

1. 上下车时如台阶过高，要利用扶手。

2. 在车厢内正面朝向车子的前进方向站立。

3. 下车前做好准备，避免慌张。

## ● 造成腰部负荷的方式

1. 不抓扶手，在拥挤中被推上阶梯。

2. 在拥挤的车厢中横向站立。

3. 匆匆忙忙地下车。

### 保持身体的平衡

在车厢内站着时，根据惯性和人体的特征，人的身体常常会向拎着物体的那一侧倾斜，再加上车子行进时带来的外力，倾斜会更加明显，损伤腰部的危险性也就越大，因此要注意保持身体平衡。

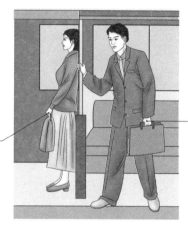

双手拎包，背靠着车身，保持平衡

一手拎包，一手抓着扶手，维持身体左右两侧的压力均衡

### 面向车子行进的方向站立

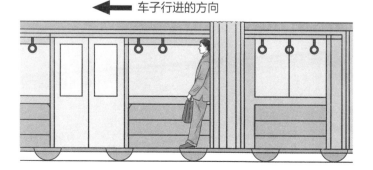

← 车子行进的方向

公交车刹车的次数比较多。人体会随着刹车的惯性猛然弯曲，或被后面的人撞击，这对腰部的伤害很大。所以在乘车的时候应尽量坐在或站在车厢的后部，手扶或背靠扶手，面向车子的行进方向，这样比较安全。

# ⑪ 自己开车的时候

　　随着人们生活水平的提高，开私家车出行的人越来越多；而在外出，尤其是在长途出行时选择自己开车的人更要注意，一定要选择使腰部舒适的开车方式。

## ● 让腰部舒适的开车方式

1. 椅背的角度使人在坐下后膝关节高过腰部。

2. 腰枕可以达到缓解腰痛的效果。

3. 下车之后可做一些腰部伸展的动作。

## ● 造成腰部负荷的开车方式

1. 将椅背倾斜，使腰背靠后，伸长双脚。

2. 开长途车时，做不到间隔性休息。

3. 长时间不更换开车的姿势。

### 正确的坐姿

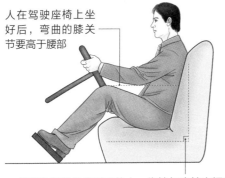

人在驾驶座椅上坐好后，弯曲的膝关节要高于腰部

椅背的倾斜角度尽量放小，靠椅与座椅之间的角度接近90°

### 错误的坐姿

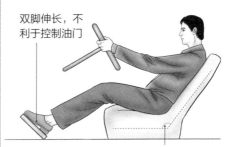

双脚伸长，不利于控制油门

椅背的倾斜角度过大

椅背的倾斜角度过大会导致人的坐姿无法稳定，造成脊柱曲线的弯曲，对腰部的压力会加大。

### 腰痛时开车

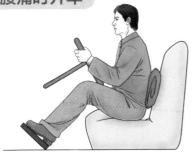

为缓解腰痛，可以把大毛巾卷好，放在腰部与驾驶座椅中间，或者直接将毛巾围在腰间；另外，腰枕的效果也不错。

### 正确的下车方式

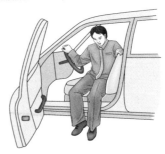

先将整个身体转向车门的方向，然后再下车；如果在人的脊柱还在向旁边弯曲时就斜着身体站起来下车，会给腰部带来额外的负担。

# ⑫ 步行的时候

　　经常采用步行方式外出的儿童、老年人，还有在饭后散步的青年人，都要注意以下一些细节。

---

### ● 让腰部舒适的步行方式

1. 选择正确的步行姿势，不弯腰，驼背。
2. 步行时用力收腹，保持重心稳定。
3. 穿舒适且合脚的鞋子。

### ● 造成腰部负荷的步行方式

1. 弯腰，驼背，使身体扭曲。
2. 步伐小而快地急速行走。
3. 穿凉鞋或高跟鞋步行。

### 步行的4个节拍

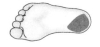
**1** 脚跟最先接触地面。

**2** 让脚跟的根部和脚掌内侧着地。

**3** 连同脚趾，全掌一起着地。

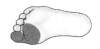
**4** 将重心集中至脚的第1趾的根部，迈出步伐。

### 如何选择舒适的鞋

　　首先，鞋子要轻巧，不要太重；其次是鞋码大小要合适，不要在步行的时候出现脚后跟离鞋的情况。

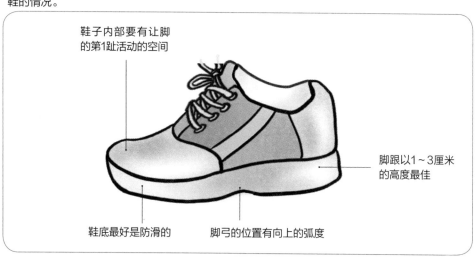

鞋子内部要有让脚的第1趾活动的空间

脚跟以1～3厘米的高度最佳

鞋底最好是防滑的

脚弓的位置有向上的弧度

# ⑬ 提着物品的时候

无论是外出购物、游玩、乘车还是上班，人们都会或多或少地带一些行李物品或是手提包，那么应该怎样拿这些物品才能保护腰部呢？

## ● 让腰部舒适的物品提法

1. 单手拎包时，要左右交替着拎。

2. 在路程较远时选择双肩背包。

3. 身体的左右两边提重量相等的物品。

4. 提很重的行李时在腰部围上束腹带。

## ● 造成腰部负荷的物品提法

1. 习惯用同一只手拎包。

2. 可以放下行李的时候，仍然用手提着。

3. 行李的重量过于沉重。

4. 用手臂夹着小提包。

### 单肩背包的弊端

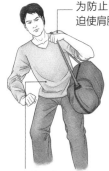

为防止背带下滑，迫使肩膀上提

为防止背包的背带滑落，必须将肩膀上提，这样会加重身体一侧的压力，造成身体的倾斜。所以在固定的环境中，应尽量将背包放下。

腰部受到的压力不均衡，脊柱倾斜

### 拿小提包的错误方式

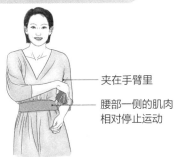

夹在手臂里

腰部一侧的肌肉相对停止运动

以此姿势夹包，手臂一侧的其他动作就会全部停止，容易造成腰部扭曲。所以要频繁地更换左右臂夹包或改为手拿包。

### 保持身体两边平衡

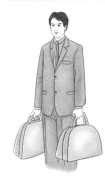

行李物品较多时，最好是将其分成重量差不多的2份，左右两手各拿1份，以保持身体的平衡，不会对腰的某一侧产生过重的负担。

### 背双肩背包的优势

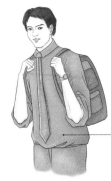

走路的时候，因为双肩背的压力，会让人的身体微微向前弯曲，可缓解腰部的压力。

腰部向前微弯，符合人体腰椎的"S"形弯曲曲线，可减轻腰部的负担

# ⑭ 上班的时候

　　站立或坐着基本上是人们在上班时采用的2种姿势，长期保持这2种姿势是人体出现腰痛病的最大隐患。接下来让我们来了解一下，在上班的时候如何让腰部放松。

## ● 让腰部舒适的上班姿势

1.坐下后膝关节的高度高于腰部。

2.背部挺直。

3.腰痛时坐着，可以将一腿跷起。

4.站着工作时，一脚放在踏板上。

## ● 造成腰部负荷的上班姿势

1.椅子过高。

2.弯腰坐着。

3.椅背的倾斜角度大于90°。

4.站着工作时驼背，弯腰。

### 坐着上班的正确姿势

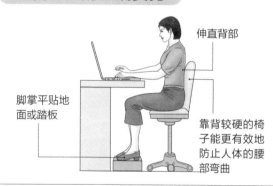

伸直背部

脚掌平贴地面或踏板

靠背较硬的椅子能更有效地防止人体的腰部弯曲

　　坐着的时候要用力缩腹，并且可以通过改变座椅的高度或者在脚下放一个踏板来调整姿势，尽量让膝关节高过腰部。在确保坐姿正确的前提下，最好每隔15分钟调整坐姿一次，以保证背部的直立。

### 站着上班的正确姿势

　　选择正确的方式站着，不仅使人看起来有精神，也不容易造成腰部的压力。站立时，把单脚放在稍高的台阶或踏板上，让腰部轻松一点；两只脚交替着放，但与腰痛同侧的那只脚可以多放置一段时间；同时要用力收缩腹肌。

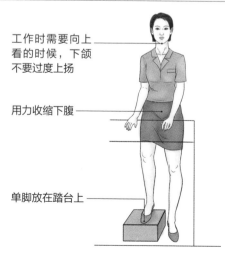

工作时需要向上看的时候，下颌不要过度上扬

用力收缩下腹

单脚放在踏台上

# 15 做家务的时候

对大部分女性来说，长期从事家务劳动，不停地弯腰、站起、蹲下，对腰部的损伤很大，在这一部分中，就告诉您一些做家务的正确方法。

● 让腰部舒适的做家务姿势

1.挪动物品时采用正确的姿势。

2.在炒菜、做饭时使用脚踏板。

3.注意左右两边用力均衡。

● 造成腰部负荷的做家务姿势

1.用弯腰，驼背的姿势扫地。

2.拿东西时频繁地弯腰、站起。

3.洗东西时双腿直立、腰部弯曲地站着。

## 正确的搬物姿势

**1** 靠近要搬的物品。

**2** 完全蹲下，用手抓牢物品。

**3** 双脚分开，与肩同宽，用全身的力量将物品搬起来。

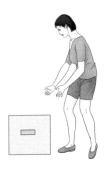

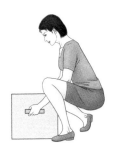

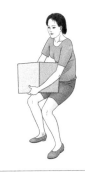

## 洗菜或洗碗时

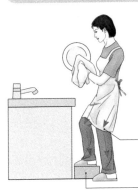

在洗碗台前放1个可以移动的踏板，在洗菜、洗碗，甚至炒菜时，都可以把单脚放在它上面；腰痛的时候则把腰痛侧的那只脚放在它上面。

分散腰部承受的压力

踏板的高度为10厘米左右

## 扫地或吸尘时

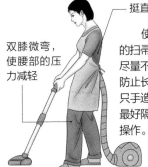

挺直腰背

双膝微弯，使腰部的压力减轻

使用杆子较长的扫帚或吸尘器时，尽量不要弯腰。为了防止长时间使用同一只手造成身体歪斜，最好隔几分钟就换手操作。

# （16）吃饭的时候

吃饭是每个人每天都要进行的活动，很多人都忽视了在这个时候对腰部的防护。其实做一些简单的改变，就可以使您的腰部感到更舒适。

## ● 让腰部舒适的吃饭姿势

1.坐在餐桌前，挺直腰背，收缩小腹。

2.坐在椅子上吃饭。

3.站着吃饭时，将单脚放在稍高的台阶上。

## ● 造成腰部负荷的吃饭姿势

1.蹲着吃饭的姿势。

2.费力扭转腰部，拿取身体左右两侧的食物。

3.随意地伸直双腿，坐在地板上吃饭。

### 站着吃饭的姿势

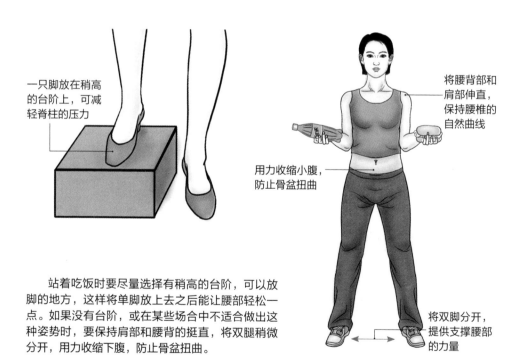

一只脚放在稍高的台阶上，可减轻脊柱的压力

将腰背部和肩部伸直，保持腰椎的自然曲线

用力收缩小腹，防止骨盆扭曲

将双脚分开，提供支撑腰部的力量

站着吃饭时要尽量选择有稍高的台阶，可以放脚的地方，这样将单脚放上去之后能让腰部轻松一点。如果没有台阶，或在某些场合中不适合做出这种姿势时，要保持肩部和腰背的挺直，将双腿稍微分开，用力收缩下腹，防止骨盆扭曲。

# ⑰运动或劳动的时候

在运动或劳动时，采用不恰当的方式会很容易造成腰部的扭伤或疼痛，这个时候就更加需要采用正确的方法来保护自己的腰部不受伤害。

## ● 让腰部舒适的劳动姿势

1. 在运动前做热身运动。

2. 采用正确的运动动作。

3. 在户外劳动时，根据季节来改变穿着。

## ● 增加腰部负荷的劳动姿势

1. 忽略运动后的缓和运动。

2. 做不了的动作依然逞强去做。

3. 穿着凉鞋劳动，做运动。

### 运动前的热身

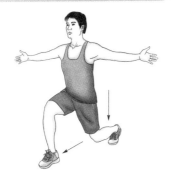

在运动前先做一些热身运动，舒缓一下僵硬的肌肉和关节，避免在运动中拉伤肌肉。

### 运动后的放松

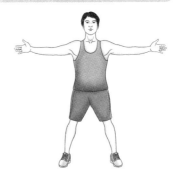

在运动结束之后，做一些缓和的动作，能让在运动中升高的身体温度恢复到正常的体温，也能放松运动后的肌肉。

### 劳动时要注意的问题

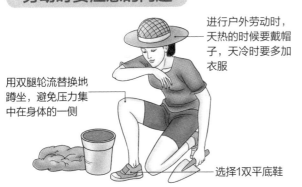

进行户外劳动时，天热的时候要戴帽子，天冷时要多加衣服

用双腿轮流替换地蹲坐，避免压力集中在身体的一侧

选择1双平底鞋

在户外进行劳动时，首先要穿1双合适的鞋。凉鞋或高跟鞋都会让身体的蹲坐姿势不自然，不断增大腰部的压力，引发疼痛。劳动后，如果身体有疲劳感，可做一些伸展运动或者按摩。

# ⑱ 女性在生理期的时候

女性在生理期时出现的腰部疼痛是困扰大多数女性的一个重要问题。在配合药物治疗的同时，不妨采取一些小的防护措施，同样能达到缓解疼痛的目的。

## ● 让腰部舒适的预防行为

1.日常做一些伸展运动。

2.保持身体正常的温度。

3.不穿低腰和露肚脐的衣服。

## ● 造成腰部负荷的行为

1.在生理期期间捶腰，以缓解腰部酸痛。

2.在生理期时做剧烈运动。

3.经常吃冰冷的食物。

### 扭腰运动

在生理期到来的2~3天前开始做扭腰运动，可解除生理期第1天出现的剧烈疼痛，使整个生理期轻松不少。

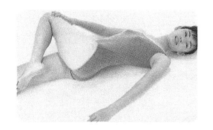 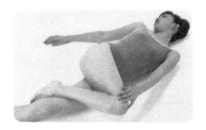

仰躺，一腿伸直；将另一腿的膝关节弯曲；一只手张开，平放在床上；用另一只手扶住弯曲的膝关节，慢慢地扭动腰部。每天做3组，每组做10次。

### 穴位防护

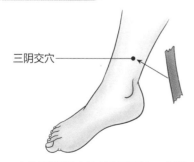

三阴交穴

自生理期到来的前3天开始，拿医用白胶布把1粒米粒贴在三阴交穴上，可以舒缓痛经。

### 经期腰痛，禁止捶打

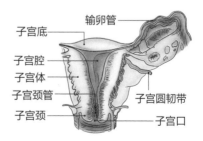

输卵管
子宫底
子宫腔
子宫体
子宫颈管
子宫颈
子宫圆韧带
子宫口

经期出现腰痛是由盆腔充血引起的。捶打腰部会导致盆腔充血加剧，血流速度加快，月经量增多，从而加剧腰酸背痛。而且捶腰所施加的外力不利于子宫内膜脱落后创面的修复愈合，会引发慢性妇科病。

**本章看点**

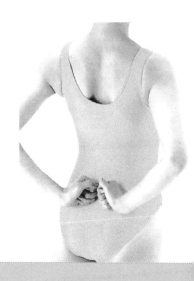

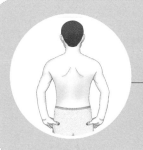

# 第三章
# 用中医疗法治疗腰痛

　　腰痛的烦恼困扰着我们周围的很多人，可忙碌、紧张的生活又不可能让每个人都能随时去医院就诊。学会一些简单、方便的治疗方法在这个节奏快速的社会中是十分必要和有用的。因此，在这一章里，我们向您重点推荐一些针对腰痛的中医疗法，让您不用出门，自己就可以治疗腰痛。

# ⑲ 穴位疗法

中医认为，穴位是用来调理身体的。在人体的腰部出现疼痛时，按压相关的穴位，能促进血液流通，松弛僵硬的肌肉，最终达到缓和疼痛的效果。见效迅速、镇定精神和防止复发是穴位疗法最显著的特点。

## ◉ 按压穴位的方法

### ◉ 自己按压

1. 采用坐姿，挺直腰背，坐在椅子上。

2. 双手叉腰，用两手的拇指按压腰部附近的穴位。

3. 单手握拳，把拳头夹在腰部穴位与椅背之间，背部用力后靠，挤压穴位。

### ◉ 别人按压

1. 患者侧身躺在床上，双腿弯曲；大腿和小腿成"∨"字形；背部朝向按压的人。

2. 按压的人站在床边，将单手的拇指放在患者穴位上，身体前倾，将全身的重量集中在拇指上，将穴位朝向患者身体的中心，以基本的"五拍方法"依顺序按压，即"1、2、3"按压，"4、5"放松力量。

3. 然后，患者转向另一面，侧躺，保持同样的姿势，按压者再以同样的方式按压患者另一侧穴位。

## ◉ 按压穴位的道具

用手指按压穴位很方便，可是有些穴位的范围比较小，手指按压的面积过大，刺激效果不好；这个时候，我们可以借助其他东西来完成。

1. 小发夹：使用小发夹，即使是很小的穴位也可以进行垂直按压，直接刺激。

2. 米粒和贴布：将米粒放在穴位上，用贴布贴上，可直接向穴位施力。

3. 牙签：将20根牙签绑成1束，钝的一端能进行温和刺激，尖的一端可以进行强烈刺激；可根据疼痛情况选择使用。

4. 笔：适用于面积较小的穴位，可以直接在穴位上进行摩擦按压。

# 穴位按压法

使用不同的刺激方式对人体的穴位进行按压，所达到的强度也是有大有小的。您可以根据自己疼痛的程度选择任意一种方式。

## 穴位按压"5拍法"

按压的时候将手指垂直地放在穴位上，力度控制在"有点痛，但很舒服"的程度。

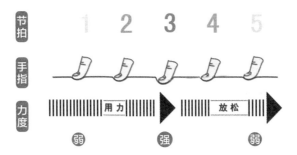

## 按压方法

### 揉搓法

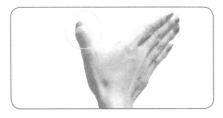

用拇指一边画圈，一边按摩，"1、2、3"拍时用力，"4、5"拍时放松。

### 敲打法

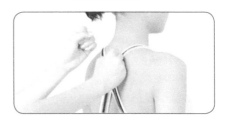

将手握成拳，轻轻地敲打穴位处，力度不宜过大，敲打1分钟左右即可。

### 按压法

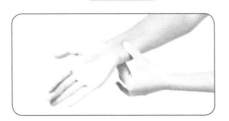

将拇指放在穴位上，按5拍的节奏进行按压；"1、2、3"拍时力量较强，"4、5"拍时放松。

### 摩擦法

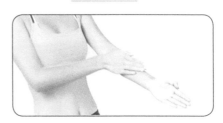

用手掌来回抚摸似地摩擦穴位，力度控制在使皮肤发热即可。

# ⑳ 肾俞穴 治疗闪腰的疼痛

肾俞穴是人体的足太阳膀胱经上的一个重要穴位。人的衰老首先从肾脏开始。每天坚持按摩、击打肾俞穴，可以增加肾脏的血流量，保护肾脏，改善肾功能，防治肾虚，延缓衰老。

**部位：** 位于人体的腰部，当第2腰椎的棘突下，左右2指宽处。

**主治：** 该穴位主要用于治疗腰痛、肾病、高血压、低血压、耳鸣、精力减退等疾病，尤其可缓解人体因闪腰而造成的剧烈疼痛，让人心情放松。

### ● 取穴技巧

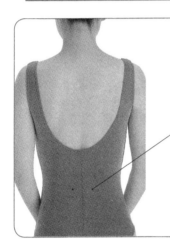

取站立姿势，在肚脐的正后方，找到第2腰椎，在其棘突下左右2指宽的位置处就是。

### ● 按压方法

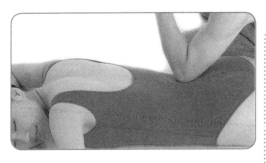

别人按压时，患者趴在床上，按压者用肘尖突出的尺骨鹰嘴进行垂直按压。

### ● 按压注意事项

1.为了防止患者在按压穴位的过程中因力度过大而导致身体向下凹陷，可在其腹部垫1个枕头之类的东西。

2.自己进行按压时，采用直立站姿，双手握拳，对着穴位轻轻敲打；也可双手叉腰，左右手拇指同时对准左右穴位，以垂直方式按压。

# ㉑ 殷门穴 缓解老年性腰痛

　　殷门穴是人体的足太阳膀胱经上的穴位，在大腿后侧的正中处。敲打该处穴位，可专门治疗腰背疼痛和腰椎间盘突出症，效果非常明显。

........................................................

　　**部位：** 大腿后面，当承扶穴与委中穴的连线上，承扶穴下6寸处即是。

　　**主治：** 按摩、敲打殷门穴，可以舒筋通络、强壮腰膝，对腰背痛、股骨炎症等也具有明显的调理和改善作用；配合按摩大肠俞穴，可治疗腰痛；配肾俞穴，有健腰补肾、舒筋活络的作用，能够治疗腰背疼痛；配风市穴、足三里穴，有强壮腰腿、祛风除湿的作用，能够治疗下肢痿痹。

## ● 取穴技巧

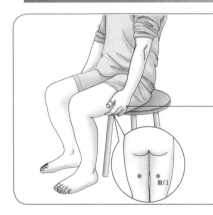

　　正坐，双手的食指与中指并拢，其他手指弯曲，放于大腿后正中，臀部与膝关节之间的中间偏上处。则中指指腹所在的位置即是。

## ● 按压方法

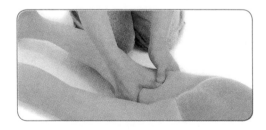

　　别人按压时，患者俯卧，按压者的双手紧扣大腿，两手的拇指重叠着放在穴位上，双臂伸直，施加身体的力量来用力按压。

### ● 按压注意事项

　　1.别人按压时，患者可以进行绕肩运动，促进血液循环。

　　2.自己按压时，坐在椅子上，脚下可放1个小凳子将脚垫高，保持大腿腾空的状态；用拇指指腹按揉该穴位，轮流按压左右腿1~3分钟。

# 22 三阴交穴 治疗女性生理期腰痛

"三阴交"这个穴位的名称最早出现于《黄帝明堂经》，它是人体的肝、脾、肾3条阴经的交会穴，肝藏血、脾统血、肾藏精。经常按揉三阴交穴，可以调补肝、脾、肾经的气血，达到健康长寿的目的。

**部位：** 属人体的足太阴脾经上的穴位，在人体小腿内侧，足内踝上缘3指宽，内踝尖正上方，胫骨后缘凹陷中。

**主治：** 此穴是妇科主穴，按摩它对治疗妇科疾病很有疗效，如女性生理期腰痛、月经不调、痛经、带下病等；还能够使腹胀、消化不良、神经衰弱、全身无力、下肢麻痹、下肢神经痛、脚气病、更年期综合征等症状得到缓解。

## ● 取穴技巧

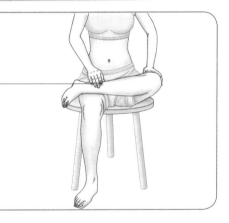

正坐，抬脚置另一腿上。另一侧的手除拇指外的四指并拢，伸直，并将小指置于足内踝上缘处，则食指下、内踝尖正上方的胫骨后缘凹陷处即是该穴。

## ● 按压方法

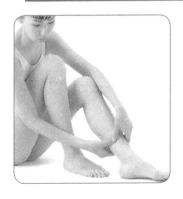

采取坐姿，两手环绕住脚踝，左右手的拇指重叠，进行垂直按压。

### ● 按压的注意事项

每天早晚各1次，力度掌握在有点痛，但又很舒服的程度。在按压之后，如果用吹风机对着穴位吹热加温的话，会增强按压的效果。但要注意，孕妇禁按此穴位。

# 23 足三里穴 治疗腰膝酸痛

足三里穴属人体的足阳明胃经，是胃经的合穴，也就是胃腑精气的聚集点，主治腹部上、中、下三部之症，因此名为"三里"。此穴位于人体下肢，为了和手三里穴相区别，所以被称为"足三里"。

**部位：** 位于外膝眼下3寸，胫骨前嵴外1横指处，当胫骨前肌上。

**主治：** 此穴有养生保健的功能，按摩它能够增强体力、消除疲劳、安定神经。按摩此穴还能增强人体下肢力量，防治腰膝酸痛、软弱无力等症，对胫腓骨神经痛、坐骨神经痛等症都有良好疗效。

## ● 取穴技巧

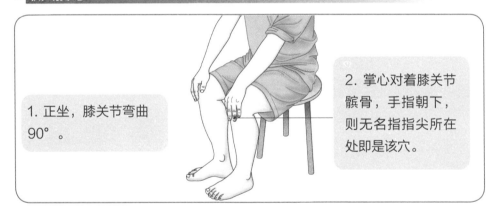

1. 正坐，膝关节弯曲90°。

2. 掌心对着膝关节髌骨，手指朝下，则无名指指尖所在处即是该穴。

## ● 按压方法

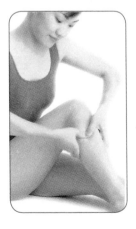

坐在地板或床上，屈起一腿；双手握住膝关节的下方，拇指在前，四指在后；用两手的拇指指腹垂直指压此穴。

## ● 按压的注意事项

在办公室里，可以用圆珠笔来刺激足三里穴。握住圆珠笔的前端，会比较好施力，力度也较集中。

# ㉔ 按摩疗法

按摩疗法，是指结合相关穴位，通过舒筋活络，改善血液循环，达到治疗疼痛的目的的一种疗法。此方法能让人体的肌肉和关节变得柔软而有弹性，能清除积压在肌肉里的乳酸，从而缓解疲劳，让亢奋的神经缓和下来，消除紧张的精神状态，让身体不容易感到疲劳。

## ◉ 按摩的常用方法

### 捏法

捏法常用于头颈、项背、腰背及四肢，具有舒筋通络、行气活血、消积化淤、调理脾胃等作用。

### 肘按法

肘按法是将肘关节弯曲，用凸出的尺骨鹰嘴着力按压特定部位。

### 掌摩法

用手掌掌面附着于施术部位，做有节律的环形摩动。摩法轻柔缓和，具有行气和血、消积导滞、祛淤消肿等作用。

### 点法

点法作用面积小，刺激大，可用于全身穴位，具有疏通经络、开通闭塞等作用，包括拇指点法和屈指点法。

### 推法

推法可在人体各部位使用，具有行气活血、疏通经络、舒筋理肌等作用。用推法操作时，掌根的着力部位要紧贴皮肤，用力要稳，速度要缓慢、均匀。

### 拿法

拿法是指用拇指和食指、中指2指或其他3指、4指对称地用力，提拿一定部位或穴位的手法。该法的刺激较强，多作用于人体较厚的肌肉、筋腱上。

# 按摩的常用方法

下面这些方法操作简单，让您能轻松学会；在腰痛出现时，也能让您轻松缓解疼痛。

### 捏法

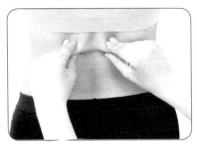

　　捏法常用于头颈、项背、腰背及四肢，具有舒筋通络、行气活血、消积化淤、调理脾胃等作用。有2指捏法和3指捏法之分。

### 肘按法

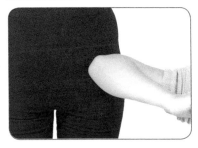

　　将肘关节弯曲，用凸出的尺骨鹰嘴着力按压特定部位。

### 掌摩法

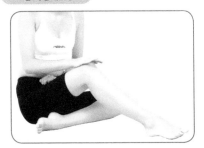

　　将手掌掌面附着于施术部位，做有节律的环形摩动。

### 点法

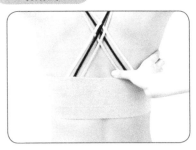

　　点法就是用手指指端按压疼痛部位。

### 推法

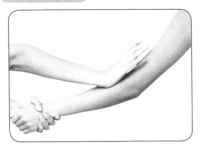

　　手掌掌根的着力部位要紧贴皮肤，用力要稳，速度要缓慢、均匀。

### 拿法

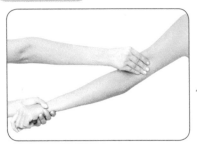

　　用拇指和其他4指对称地用力，提拿一定的部位或穴位。

# ㉕ 腰背按摩 缓解腰部沉重

　　长期维持一个姿势所带来的压力常常会使我们的整个腰部沉重、疼痛，这个时候对酸痛部位进行按摩，能有效地放松腰部周围僵硬的肌肉，缓解疲劳。

## ● 治疗目的

　　促进人体的血液循环，放松僵硬的肌肉，消除肌肉里累积的乳酸。

## ● 取穴

　　肾俞穴、殷门穴、次髎穴。

## ● 操作方法

### 掌心摩擦法

　　患者俯卧，按摩者站在患者身旁，用双手掌心在患者背部、腰间、臀部等肌肉面积较大的地方轻轻摩擦。按摩时双臂伸直，借助全身的力量对按摩部位施力；同时摩擦顺序是由臀部往腰的方向轻擦，时间在20分钟左右。

### 掌心擦揉法

　　揉法轻柔缓和，刺激量小，具有宽胸理气、活血化淤、消肿止痛、舒筋活络等作用。使用该方法时，将一只手手掌的大鱼际或掌心及掌根放在腰背疼痛部位，做轻柔缓和的揉动；另一只手扶住患者的身体，起固定作用。

### 拳头按压法

　　该方法是以抬高腰部来控制力度，通过身体重量的按压，将背部的疲劳一扫而空。患者仰卧，双膝并拢，屈曲45°左右，双脚脚掌着地；然后将手轻握成拳头，放在背部下方；自然地抬起腰部，以身体的重量来进行按压。

### 拇指重叠按压法

　　患者俯卧，按摩者站在患者身体的一侧，用一只手的拇指按在穴位上，另一只手的拇指重叠着放在该拇指上。双指共同施力，对疼痛穴位进行按压；通过手部，将全身的重量都施加在患部上，这样才能强有力地刺激疼痛点。

# 腰背按摩法

按摩时使用不同的方法对疼痛点所产生的刺激也不一样，根据自身疼痛的程度，可以任意选择其中一种方法。

## 掌心摩擦法的顺序

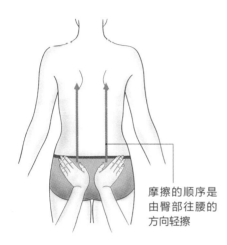

摩擦的顺序是由臀部往腰的方向轻擦

按摩者伸直双臂，用双手掌心在患者背部、腰间、臀部轻轻摩擦。

## 掌心擦揉法

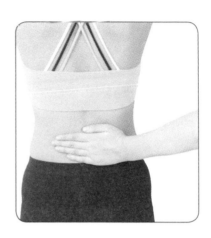

将手掌的大鱼际或掌心及掌根放在腰背疼痛部位，做轻柔、缓和的揉动。

## 拳头按压法

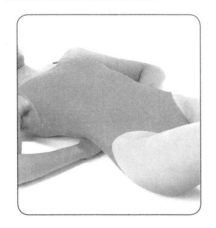

患者仰卧，双脚脚掌着地；将手轻握成拳头，放在背部下方；自然地抬起腰部，以身体的重量来进行按压。

## 拇指重叠按压法

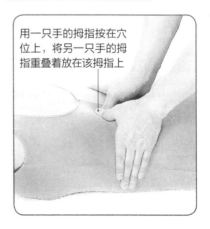

用一只手的拇指按在穴位上，将另一只手的拇指重叠着放在该拇指上

患者俯卧，按摩者站在患者身体的一侧，双指共同施力，对疼痛的穴位处进行按压。

# (26) 腿部按摩 缓解腰部无力

腰部无力与沉重感的出现有时候是由腿部或脚部肌肉紧张、僵硬所造成的。这时就需要放松腿和脚部的肌肉，缓解疲劳，对适当的部位进行按摩。

## ● 治疗目的

缓和亢奋的神经，促进血液循环，放松僵硬的肌肉。

## ● 取穴

风市穴、阳陵泉穴、承山穴、足三里穴、足临泣穴、三阴交穴。

## ● 操作方法

### 手臂推压法

坐在椅子上，将前臂置于大腿想刺激的部位，要推压左侧，就将左手臂放在想刺激处，将全身的重量集中在手臂上来推压大腿。如果再加上右手的力度，则更能增强刺激效果，然后从靠近膝关节的地方向腰部方向缓慢移动。

### 拇指按压法

指压者扣紧患者疼痛一侧的大腿，将两手的拇指放在疼痛点上，然后伸直手臂，慢慢地施加全身的力量来指压，以此缓解因腿部疼痛引发的腰痛症状。此处如果进行强力指压时会有疼痛的感觉，所以不要使用太大的力度。

### 高尔夫球按摩法

按摩位于小腿处的三阴交穴能减轻腰部疼痛。坐在地板上，将膝关节屈曲，在手心下放置1个高尔夫球，然后前后转动球体，以同一方向像画圆似的滚动；当球转到想按摩的地方时，垂直下压后轻转球体。注意以不压到骨头为要点。

### 单手摩擦法

以单手摩擦小腿胫腓骨及小腿肚，并转动脚踝，能摩擦生热，促进血液循环，改善脚底冰冷的情况。但要注意的是小腿内侧为敏感地带，勿以太强的力度来按摩。

# 腿部按摩法

对腿部进行按摩时,自己不容易施加压力,此时可以借助外物或他人的力量来完成。您不妨按下面的方法试一试。

## 手臂推压法

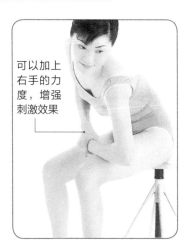

可以加上右手的力度,增强刺激效果

坐在椅子上,将前臂置于大腿上想受到刺激的部位。要推压左侧就将左手臂放在想刺激处,将全身的重量集中在手臂上来推压大腿。

## 拇指按压法

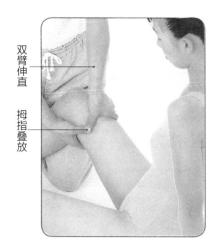

双臂伸直

拇指叠放

指压者扣紧患者疼痛一侧的大腿,将两手的拇指放在疼痛点上,然后慢慢地施加全身的力量来进行指压。

## 高尔夫球按摩法

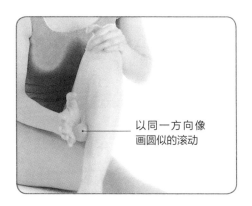

以同一方向像画圆似的滚动

坐在地板上,将膝关节屈曲,手心下放置1个高尔夫球;然后前后转动球体,当球转到想按摩的地方时,垂直下压后轻转球体。

## 单手摩擦法

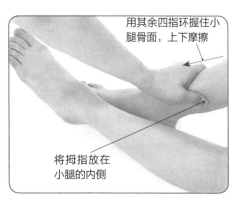

用其余四指环握住小腿骨面,上下摩擦

将拇指放在小腿的内侧

以单手摩擦小腿胫腓骨及小腿肚,能摩擦生热,促进血液循环。

# 27 疏通经络 治疗慢性腰肌劳损

慢性腰肌劳损通常是因为人们的腰部承受的压力过大，日积月累，超出了腰部所能负担的范围，而使腰部出现了酸痛无力的现象。按摩疗法对此的治疗主要就是舒筋通络，缓解腰部压力。

## ◉ 治疗目的

舒筋活血，温经通络，舒缓压力。

## ◉ 取穴

八髎穴、秩边穴、肾俞穴、大肠俞穴、五枢穴。

## ◉ 操作方法

### ◉ 掌拍法

患者俯卧在床上，按摩者站在患者身体一侧，双手伸直；以双手掌着力，一手拍下，另一手抬起，以这种一上一下的方式，交替进行拍打。拍打顺序是由上到下，由中间到两侧。力度掌握在皮肤出现微红即可。

### ◉ 掌抹法

患者俯卧在床上，双手交叠着放在额头下方；按摩者站在患者身体一侧，用双手的掌心从上到下，从两侧向中间进行抹擦，力度由浅至深，慢慢渗透。以从肩部下抹到腰臀部为一次。反复进行，有利于腰背部肌群的放松。

### ◉ 摇腰法

摇腰法必须在患者各关节的生理功能可承受的范围内进行，不可用力过猛，否则就会造成腰部扭伤，给腰部带来新的疼痛。使用该方法时，患者取坐位，按摩者用双腿夹住患者的一条腿，双手分别扶住其两肩，用力向左右旋转、摇动。

### ◉ 指节叩击法

指节叩击法可以改善患者的腰背部组织的不平衡状态，对缓解疼痛有很好的效果。患者自己进行操作时，双手伸到腰后，握拳，并凸出中指指间关节，然后用中指指间关节深而有力地叩击疼痛点，以此达到治疗劳损性腰痛的目的。

# 疏通经络法

对于缓解慢性腰肌劳损的疼痛来说，最重要的方法是疏通经络，消除腰部的超负荷压力。下面就是比较常用的方法。

## 掌拍法

一手拍下，另一手抬起，按一上一下的方式

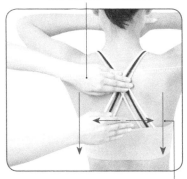

拍打顺序是由上到下，由中间到两侧

患者俯卧，按摩者站在患者身体一侧，双手伸直；以双手掌着力，交替着进行拍打。

## 掌抹法

双手交叠着放于额下

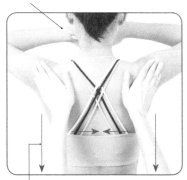

抹擦顺序是从上到下，从两侧向中间

患者俯卧，按摩者站在患者身体一侧，用双手的掌心从上到下，从两侧向中间进行抹擦。

## 摇腰法

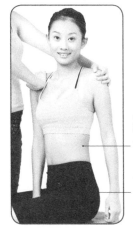

腰背挺直，转腰时保持髋不动

下肢保持稳定，不随着腰部转动

患者取坐位，按摩者用双腿夹住患者的一条腿，双手分别扶住其两肩，用力向左右旋转、摇动。

## 指节叩击法

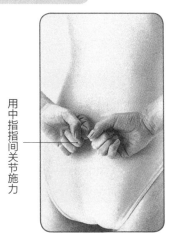

用中指指间关节施力

患者将双手伸到腰后，握拳，并凸出中指指间关节，用中指指间关节深而有力地叩击疼痛点。

# ㉘ 椎间按摩 治疗腰椎间盘突出症

临床医学证明，按摩疗法是治疗腰椎间盘突出症的首要方法，也是传统的治疗方法之一。但在按摩时要注意根据患者病情发展的不同阶段，使用不同的按摩手法，以促进病情的好转。

## ● 治疗目的

促进血液循环，增加椎间隙，减轻椎间压力。

## ● 取穴

大肠俞穴、殷门穴、腰阳关穴、秩边穴。

## ● 操作方法

### 腰椎推法

此方法用于腰椎间盘突出症的急性发作期，力度不能太重。患者俯卧，按摩者站在患者身体一侧，一只手扶住患者的肩膀，起固定作用，另一只手的手臂伸直，用手掌根作用于疼痛部位，向上用力，轻轻推按疼痛的腰椎周围。

### 肘压法

肘压法适用于第3、4腰椎的椎间盘突出症患者。患者俯卧，按摩者位于患者一侧，一只手的手臂屈肘，将肘尖放在患者第3腰椎以上的位置，手臂上部垂直于患者的腰部；按摩者上身微倾，以适当的力量用肘尖按压疼痛部位。

### 腰椎按摩法

患者取俯卧位，全身放松，用枕头分别垫在其胸部和骨盆下；按摩者双手叠加，用手掌心按压患者的腰椎部位。此时患者处于屏气状态。然后患者换气，放松，反复进行5~10次。该方法用于腰椎间盘突出症患者的治疗期。

### 指揉法

本方法轻柔，缓和，刺激量小，适用于腰椎间盘突出症患者的缓解期，具有活血化淤、舒筋活络、缓解痉挛等作用。患者站立，用拇指或食指、中指的指端或螺纹面垂直地向疼痛部位进行按压，力度控制在可以承受的范围内。

# 椎间按摩法

椎间按摩的手法具有一定的针对性，它要根据患者的疼痛部位和肌肉紧张的范围及程度选择不同的手法。患者在使用时要多加选择。

## 腰椎推法

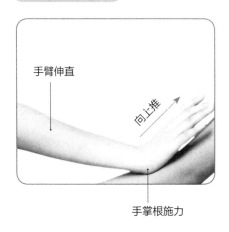

手臂伸直

向上推

手掌根施力

患者俯卧，按摩者站在患者一侧，一手扶住患者的肩膀，另一只手的手臂伸直，手掌作用于疼痛部位，轻轻推按疼痛的腰椎周围。

## 肘压法

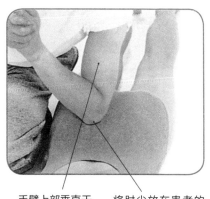

手臂上部垂直于患者的腰部

将肘尖放在患者的第3腰椎以上的位置

患者俯卧，按摩者位于患者一侧，一只手的手臂屈肘；按摩者上身微倾，以适当的力量用肘尖按压疼痛部位。

## 腰椎按摩法

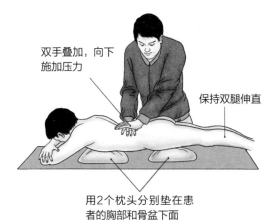

双手叠加，向下施加压力

保持双腿伸直

用2个枕头分别垫在患者的胸部和骨盆下面

患者俯卧，按摩者用手掌心按压患者的腰椎部位。此时患者处于屏气状态。

## 指揉法

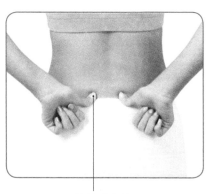

用指端或螺纹面进行垂直按压

患者站立，用拇指或食指、中指的指端或螺纹面垂直地向疼痛部位进行按压即可。

# ㉙ 脊柱按摩 治疗腰椎骨质增生症

腰椎骨质增生症在中年人和老年人中比较常见，这是因为人体的脊柱随着年龄的增长会进行自我调节，在腰部扭伤、身体受冷等情况下就会出现腰椎骨质增生。在使用按摩疗法进行治疗的同时配以中药内服，会使治疗效果更佳。

## ● 治疗目的

通经活络，舒筋活血，调整脊柱。

## ● 取穴

肾俞穴、命门穴、关元俞穴、阳陵泉穴。

## ● 操作方法

### ● 手掌按压法

患者俯卧在床上，按摩者站立在患者身体一侧，双臂伸直；双手的手掌握住患者腰部两侧，拇指在上，双掌根着力于疼痛区域。然后按摩者上半身前倾，施加全身的力量于掌根进行按压。根据患者的承受能力来调整力度。

### ● 点按阳陵泉穴

阳陵泉穴位于人体膝关节的斜下方，小腿外侧之腓骨小头稍前的凹陷中。按压该穴，对腰腿疼痛有很好的改善作用。患者采取坐姿，右手包裹住小腿上部、膝关节下方；拇指对准穴位，其余四指托住小腿肚，用拇指指腹垂直点按。

### ● 三指拿捏法

使用该方法时，患者取俯卧位，按摩者用双手拇指指腹顶住患者腰背部的皮肤。然后用食指和中指在前按压，三指同时用力提拿肌肤，双手交替着向前移动，能消除肌肉痉挛，缓解疼痛。

### ● 腰椎按摩法

患者俯卧，双腿伸直，使腰椎伸展。按摩者站在患者身体一侧，一只手放在患者疼痛侧的大腿根部，将其腿部抬起，另一只手按在患者疼痛的腰椎处。在抬起患者大腿的同时，按压腰椎，反复施力，左右腿交替进行。不可用力过度。

# 脊柱按摩法

增生的骨质刺激腰椎周围的软组织，会使人出现神经受到压迫、软组织水肿等现象。按摩脊柱主要就是缓解由此造成的疼痛症状。

## 手掌按压法

拇指在上

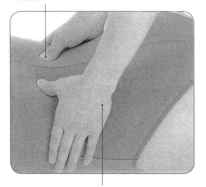

双掌根着力于疼痛区域

患者俯卧，按摩者站在患者一侧，双臂伸直，双手手掌握住患者腰部两侧；上半身前倾，施加全身的力量于掌根进行按压。

## 点按阳陵泉穴

拇指对准穴位，其余四指托住小腿肚

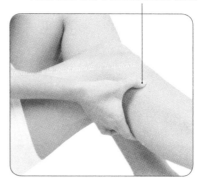

患者采取坐姿，用右手包裹住小腿上部、膝关节下方；用拇指指腹垂直点按，按压顺序是先左腿，后右腿。

## 三指拿捏法

食指和中指在前按压　　拇指指腹顶住下部皮肤

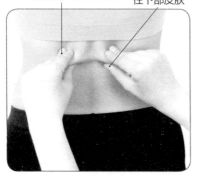

患者取俯卧位，按摩者使用双手，用拇指指腹顶住患者腰背部的皮肤，然后用食指和中指在前按压。三指同时用力提拿肌肤。

## 腰椎按摩法

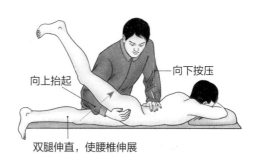

向上抬起　　　　　向下按压

双腿伸直，使腰椎伸展

患者俯卧，按摩者站在患者身体一侧，一只手放在患者疼痛侧的大腿根部，另一只手按在其疼痛的腰椎处。抬起大腿的同时按压腰椎。

# ㉚ 关节按摩 治疗腰椎骨关节病

老年人容易患上腰椎骨关节病，这主要是因为人体的骨关节会随着年龄的增长发生变化，所能承受的压力范围减少，再加上骨质增生、韧带松弛等原因，都会促使腰椎骨关节病的形成。关节伸展法的主要作用是调整骶髂关节，缓解疼痛。

## ● 治疗目的

放松腰臀部肌肉，调整错位的骶髂关节。

## ● 取穴

环跳穴、次髎穴。

## ● 操作方法

### 掌摩腰臀法

骶髂关节的损伤大多会同时带有腰臀部软组织的损伤，所以对腰臀部软组织的治疗也是治疗此病的方法之一。患者俯卧，双臂枕于头下，按摩者位于患者身体一侧，将一只手的手掌放在患者腰臀部疼痛区域，做有节律的环形摩动。

### 指压环跳穴

患者俯卧或站立，双臂后伸，用双手拇指指端或螺纹面垂直按住环跳穴，施力按压，力度控制在自己可以承受的范围内。本方法刺激点集中，力度拿捏方便，具有消积导滞、活血化淤、消肿止痛、舒筋活络、缓解痉挛等作用。

### 屈曲复位法

该方法用于患有腰椎不稳定、骨质增生、移位综合征的患者。患者仰卧，按摩者站在患者身旁，用一只手握住患者单只脚踝，另一只手放在患者微屈的单膝关节上，使患者抬起的单腿向按摩者站立的方向旋转，重复10~20次。

### 屈曲加压法

对操作上述动作后无不良反应的患者可继续此动作。患者仰卧，抬起健侧的腿，屈曲髋关节和膝关节。按摩者用一只手扶住患者被抬高的腿的踝关节，另一只手扶住患者的膝关节并旋转；然后用力按压其膝关节后立即放松；反复10~20次。

# 关节按摩法

本方法主要就是通过对人体腰椎骨关节的伸展，按摩，调整错位或受到损伤的关节及其周围的肌肉和韧带来治疗疼痛。

## 掌摩腰臀法

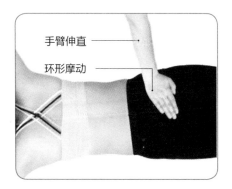

手臂伸直

环形摩动

患者俯卧，按摩者位于患者身体一侧，将一只手的手掌放在患者腰臀部疼痛区域，做有节律的环形摩动。

## 指压环跳穴

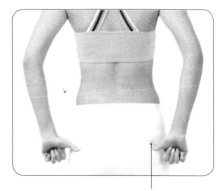

用拇指指端按压

患者站立，双臂后伸，用双手拇指端或螺纹面垂直按住环跳穴，施力按压。

## 屈曲复位法

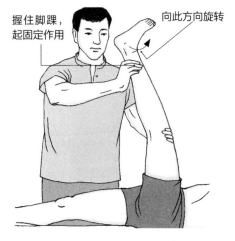

握住脚踝，起固定作用

向此方向旋转

患者仰卧，按摩者用一只手握住患者的单只脚踝，另一只手放在患者微屈的单膝关节上，使患者的单腿向按摩者站立的方向旋转。

## 屈曲加压法

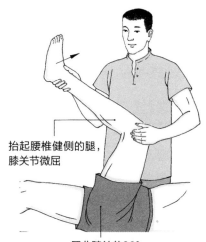

抬起腰椎健侧的腿，膝关节微屈

屈曲髋关节90°

患者仰卧，按摩者用一只手扶住患者被抬高的腿的踝关节，用另一只手扶住患者的膝关节并旋转；然后用力按压其膝关节后立即放松。

# ㉛ 拔罐疗法

中医认为，拔罐之所以可以祛病强身，是因为拔罐可以调节人体功能，使之正常运行。中医认为，拔罐疗法是通过平衡阴阳，疏通经络气血，祛湿散寒和拔毒排脓来达到缓解症状的目的。

拔罐疗法，又称"火罐气""吸筒疗法"等。它主要是一种以杯罐作为工具，借助热力，排去杯罐中的空气，以产生负压，使其吸着于穴位皮肤或者患处，通过吸拔和温热刺激等，造成人体局部产生淤血现象的一种治疗方法。

## ● 拔罐前的准备工作

### ● 罐具的选择

为了适应不同的病症和治疗方法，有众多不同种类的罐具可供选择，主要有竹罐、陶罐、玻璃罐、橡胶罐和抽气罐。患者可根据自己的病症选择其一。

### ● 辅助的材料

在拔罐治疗中，除根据病情选用所需的罐具外，还需要燃料、针具、润滑剂、消毒用品、治疗烫伤的药物等一些其他的辅助材料。

### ● 常用的体位

选择体位的原则是便于拔罐施治，患者能够比较舒适，以便长久地保持这种姿势，一般主要有仰卧位、侧卧位、俯卧位和俯伏位。患者在治疗期间最好不要轻易变动体位，如果非要变动，那么操作者应扶稳火罐，帮助患者。

## ● 拔罐疗法的不适用人群及部位

1. 患有精神病、水肿病、心力衰竭、活动性肺结核等病症的患者。

2. 出现急性骨关节或软组织损伤者，及关节肿胀或重度水肿者。

3. 皮肤溃烂者、严重过敏者、有传染性皮肤病者，以及有皮肤肿瘤的患者。

4. 有出血倾向性疾病的患者，以及颈部和体表有大血管经过的部位。

5. 眼、耳、乳头、前后阴、心脏搏动处、毛发过多及骨骼凹凸不平的部位。

6. 经期女性及妊娠期女性的腰部、腹部、乳房等部位。

7. 对70岁以上的老人和7岁以下的儿童，不宜采用重手法进行拔罐。

图解腰腿病特效自疗一学就会

# 拔罐的分类

拔罐疗法经过数千年的演变，已经发展得非常丰富。按照不同的角度和方法，拔罐疗法可以被分成如下几大类：

**拔罐的分类**

**按拔罐的形式分类**

**单罐法**
即单罐独用，主要用于病变范围较小的部位和压痛点。

**多罐法**
即多罐并用，主要用于病变范围比较广泛的疾病。

**闪火法**
这是指在吸拔火罐后即刻取下，然后再反复吸拔多次的方法。

**走罐法**
是指吸拔后在皮肤表面来回推拉的方法。

**按排气方法分类**

**火罐法**
即利用火力燃烧，排去空气，以产生吸拔力的方法。

**水罐法**
即利用水蒸气的热气排去空气，以产生吸拔力的方法。

**抽气罐法**
即利用针管，抽出空气，以产生吸拔力的方法。

**挤压罐法**
即用手挤压橡胶球，排除空气，以产生吸拔力的方法。

**按综合治疗方法分类**

**温水罐法**
即先在罐内注入一定量的温水后再吸拔火罐的方法。

**针罐法**
即先在穴位或病变部位上进行针刺，然后再吸拔火罐的方法。

**药罐法**
即先用药水煮火罐，或在罐内储存药液，然后再吸拔火罐的一种方法。

**刺络罐法**
即先用三棱针、皮肤针等针刺穴位，使之出血后再拔罐的一种方法。

# 32 针罐法 治疗坐骨神经痛

坐骨神经痛，是指坐骨神经通路及其分布区域内的疼痛，是一种常见的周围神经疾病。根据病因，可以分为根性坐骨神经痛和干性坐骨神经痛2种。多由腰椎间盘突出、脊柱肿瘤等导致的脊柱病变或坐骨神经炎等引起。发病较急。

## ● 诊断

1.站立时，身体略向健康的一侧倾斜，患侧的下肢在髋、膝关节处微屈，而足跟不着地。睡觉时，向健侧侧卧，患侧下肢的髋、膝关节处呈微屈姿势。

2.肌肉情况：患病一侧常有轻度的肌肉张力减弱，严重时患者可出现肌肉消瘦，肌肉弛软，并有压痛的现象。以腓肠肌最为明显。

3.疼痛：一般多由臀部或髋部开始，向下，沿大腿后侧、腘窝、小腿外侧向足背外侧扩散。疼痛常在人咳嗽、用力、弯腰、震动时加剧。

## ● 选穴及治疗方法

### ● 留针罐法一

所选穴位：气海俞穴、环跳穴、殷门穴、关元俞穴、秩边穴、居髎穴。

治疗方法：让患者取卧位，在对穴位处的皮肤进行消毒后，首先用毫针刺入穴位中，然后将火罐吸拔在穴位上，留针，并留罐10分钟。

### ● 留针罐法二

所选穴位：关元俞穴、环跳穴、殷门穴、秩边穴。

治疗方法：让患者取俯卧位，在对穴位进行常规消毒后，首先用毫针刺入穴位中；针刺得气后，在穴位上留针。然后用火罐吸拔在穴位上10~15分钟，起罐后继续留针15分钟，每日1次。6次为1个疗程。

### ● 不留针罐法

所选穴位：肾俞穴、腰阳关穴、环跳穴、委中穴、承山穴。

治疗方法：让患者取俯卧位；首先对穴位处的皮肤进行消毒，然后用毫针刺入穴位中；拔针后，用火罐吸拔穴位15分钟。

图解腰腿病特效自疗一学就会

# 针罐法

针罐法是针刺与拔罐相结合的综合方法，可分为2类：留针拔罐法和不留针拔罐法。此法多用于治疗时体位变动不大，以及局部病痛而病程又较长的患者。

## 留针罐法

先选定穴位，并对其进行针刺；然后不出针，在其上拔罐。多用于治疗时体位变动不大，以及局部病痛而病程又较长的患者。

针和罐同时留在穴位上

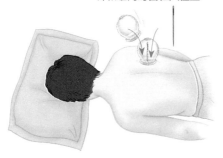

## 不留针罐法

对穴位进行针刺后就立即出针；或者暂时不出针，但须至出针后，才在该部位进行拔罐。

针拔出后再下罐

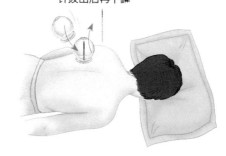

## 拔罐取穴

**居髎穴：**位于人体的髋部，当髂前上棘与股骨大转子最高点连线的中点处。

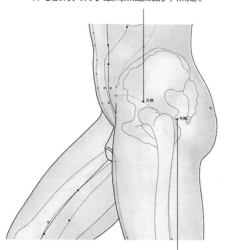

**环跳穴：**股骨大转子最高点与骶管裂孔连线的外1/3与中1/3的交点处。

**气海俞穴：**位于腰部，当第3腰椎棘突下，旁开1.5寸处。

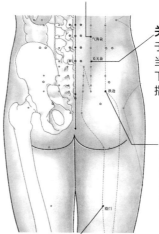

**关元俞穴：**位于身体骶部，当第5腰椎棘突下，左右旁开2指宽处即是。

**秩边穴：**该穴位于人体的臀部，平第4骶后孔，骶正中嵴旁开3寸处。

**殷门穴：**大腿后面，当承扶穴与委中穴的连线上，承扶穴下6寸处即是。

# 33 多种拔罐法 治疗慢性腰痛

慢性腰痛多是因为人体的腰部承受的压力过大、疲劳感过重、长时间使用不良姿势或椎间盘突出等原因所造成的。腰肌劳损、腰椎间盘突出、腰椎间盘滑脱等症引起的腰部疼痛都可以被归入慢性疼痛的范围。

## 诊断

1.腰肌出现轻度痉挛，在剧烈活动中会引起腰部酸痛。

2.腰部出现持续性的隐隐痛感，冷痛，酸软无力。

3.腰部在反复伸展或过度屈曲时，会出现不适；腰部经常出现沉重无力之感。

## 选穴及治疗方法

### 走罐法

所选穴位：肾俞穴、腰阳关穴、次髎穴、背部膀胱经腧穴。

治疗方法：让患者取俯卧位，首先对穴位处的皮肤进行常规消毒；接着用闪火法对肾俞穴、腰阳关穴、次髎穴进行拔罐5~15分钟；然后取患者疼痛一侧的膀胱经腧穴，使用走罐法，每日1次。

### 血罐法

所选穴位：夹脊穴及其附近的腧穴。

治疗方法：让患者取俯卧位，首先对疼痛一侧的夹脊穴及其附近的腧穴进行消毒，清洗；用梅花针轻轻刺入穴位，留针到穴位处微出血后，再将针拔出；然后立即将火罐吸拔在刺入的穴位上，并留罐15分钟；最后把罐拔去后，热敷疼痛处。

### 火罐法

所选穴位：阿是穴。

治疗方法：患者取俯卧位，用枕头将腹部垫起。首先对穴位周围的皮肤进行消毒；然后用毫针刺入穴位中；针刺得气后，将针拔出，用闪火法拔罐15~20分钟。每周2次，6次为1个疗程。

# 走罐法

走罐法又称"推罐法"或"行罐法"，多用于人体的胸背、腹部、大腿等肌肉丰满且面积较大的部位。

## 走罐法

### 第一步

先在罐口或吸拔部位涂上一层润滑剂，这样做主要是便于罐具的滑动。

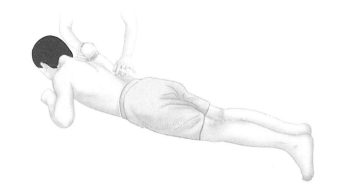

### 第二步

一手握住罐底，稍倾斜，沿着肌肉、骨骼的生长路线或经络循行路线做上下、左右的移动，也可以患部为中心做环形旋转移动。

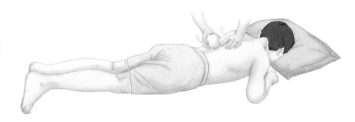

## 拔罐取穴

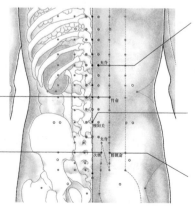

**夹脊穴：** 位于第1胸椎至第5腰椎棘突下，旁开0.5寸。一侧17个穴，左右共34穴。

**肾俞穴：** 位于腰部，当第2腰椎棘突下，旁开1.5寸处。

**腰阳关穴：** 原名阳关，近称腰阳关，别名脊阳关、背阳关。位于腰部，当后正中线上，第4腰椎棘突下的凹陷中。

**次髎穴：** 位于骶部，髂后上棘内下方1寸许，适对第2骶后孔的凹陷处。外与膀胱俞穴相平。

**膀胱俞穴：** 位于身体骶部，第2骶椎左右2指宽处，与第2骶后孔齐平。

# 34 蒸汽罐法 治疗腰椎间盘突出症

腰椎间盘突出症主要是由于人体的腰椎间盘退变，引发周围纤维环破裂或者是髓核突出，使神经根受到压迫，进而引发的疼痛。根据病因的不同，疼痛表现为不同的症状。人体从腰到大腿部都会有痛感出现，严重时还会出现暂时性的跛行等情况。

## ● 诊断

1.活动时疼痛加剧，休息后减轻。

2.所有使脑脊液压力增高的动作，如咳嗽、打喷嚏和排便等都可能会加重腰痛和放射痛。

3.放射痛沿坐骨神经传导，直达人体小腿外侧的足背或足趾，如因为第3腰椎至第4腰椎间隙突出，第4腰椎神经根受压迫而产生向大腿前方的放射痛。

4.多数患者采取侧卧位，并屈曲患肢；个别严重的病例在各种体位均疼痛时，只能屈髋，屈膝，跪在床上以缓解症状，另外，患者常会出现间歇性跛行的情况。

## ● 选穴及治疗方法

### ● 蒸汽罐法

所选穴位：肾俞穴、腰阳关穴、命门穴、气海俞穴、大肠俞穴、关元俞穴、阿是穴。

治疗方法：首先烧1壶水，待水煮沸后，用小火保持其沸腾状态。然后让患者取俯卧位，对将要实施拔罐的穴位处的皮肤进行常规消毒。接着取出罐具，对着壶嘴，吸收从壶中喷出的水蒸气，保留3～5分钟；随即趁热将罐具扣在穴位上，留罐15分钟。每次取上述穴位中的3～5个，每日1次。10次为1个疗程。

### ● 走罐法

所选穴位：殷门穴、关元俞穴、秩边穴、环跳穴、肾俞穴、腰阳关穴、命门穴。

治疗方法：让患者取俯卧位，首先对穴位处的皮肤进行常规消毒；接着在将要进行拔罐的穴位上涂一层润滑剂，随即以闪火法将罐吸拔于所选部位的皮肤上。然后用手扶着罐子，在所要拔罐的穴位处朝上下或左右的方向推动，以皮肤充血、潮红为度。一般情况下，每次操作5～15分钟，每日1次。

# 蒸汽罐法

蒸汽罐法是一种水蒸气排气法。主要是借用蒸气熏蒸罐具，然后再排出罐内气体的方法。

## 蒸汽罐法

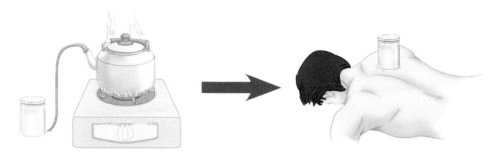

### 第一步

将罐具对着壶嘴，吸收从壶中喷出的水蒸气。

### 第二步

然后趁热，迅速将罐具扣在穴位上，留罐15分钟。

## 拔罐取穴

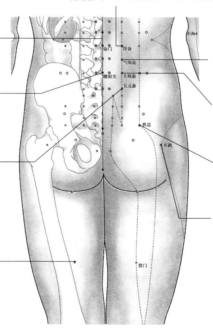

**肾俞穴：**位于腰部，当第2腰椎棘突下，旁开1.5寸处。

**命门穴：**位于腰部，第2腰椎棘突下，即肚脐正后方处即是。

**腰阳关穴：**位于腰部，当后正中线上，第4腰椎棘突下的凹陷中。

**关元俞穴：**位于身体骶部，当第5腰椎棘突下，左右旁开2指宽处即是。

**殷门穴：**位于大腿后面，当承扶穴与委中穴的连线上，承扶穴下6寸处。

**气海俞穴：**位于腰部，当第3腰椎棘突下，旁开1.5寸处。

**大肠俞穴：**位于腰部，当第4腰椎棘突下，旁开1.5寸处。

**秩边穴：**位于后正中线旁开3寸，平第4骶后孔。

**环跳穴：**位于股骨大转子最高点与骶管裂孔连线的外1/3与中1/3的交点处。

# ㉟ 刮痧疗法

刮痧疗法是民间疗法的精华之一，其方法独特、简便易学、取材方便、操作简单、安全、无副作用、疗效显著。在当今生活养生越来越受到关注的情况下，越来越多的家庭开始采用这种方法进行自我保健和养生。

刮痧就是用手指或各种边缘光滑的工具，蘸上具有一定治疗作用的刮痧介质，在人体表面特定部位反复进行刮拭，使皮肤表面出现淤血点、淤血斑或点状出血，这就是所谓的"出痧"。它通过良性刺激，使人体的营卫之气的作用得到充分发挥，使经络穴位处充血，局部微循坏得到改善，从而达到舒筋活络、祛风散寒、清热除湿、活血化淤、消肿止痛、增强抗病能力和免疫力的目的。

## ● 刮痧前的准备

### ● 刮痧用具

在古代，铜钱、汤勺、嫩竹板等都曾被用作刮痧工具。现如今，一般都用刮痧板来进行刮痧，常见的刮痧板有牛角刮痧板和玉质刮痧板两类。

### ● 辅助的材料

刮痧时需要准备润滑剂，增加润滑度，减少刮痧的阻力。通常可以使用以下介质作为润滑剂，有香油、食用油、白酒、猪脂、药汁、冬青膏、鸡蛋清、刮痧活血剂、薄荷水、扶他林乳胶剂、刮痧油及止痛灵等。

### ● 常用的体位

刮拭患者身上不同的部位时也要让其采取不同的体位姿势。一般的体位包括：仰卧位、俯卧位、侧卧位、正坐位、仰靠坐位、俯伏坐位和站立位。

## ● 不适用刮痧疗法的人群及部位

1. 久病年老的人、囟门未合的小儿。

2. 极度虚弱的人、极度消瘦的人、对刮痧感到极度恐惧或过敏的人。

3. 皮肤上有破损、溃疡、疮头、未愈合的伤口的人，韧带及肌腱出现急性损伤的部位。

4. 孕妇的腹部和腰骶部，女性的乳头，孕妇和处于经期的女性的三阴交、合谷、足三里等穴位。

5. 眼睛、耳孔、鼻孔、舌、口唇、前后二阴、肚脐以及肝硬化腹水患者的腹部等部位。

# 刮痧法

刮痧法根据刮拭的角度、身体适用的范围等方面可以分为面刮法、平刮法、角刮法、推刮法、厉刮法、点按法、按揉法等。

## 正确的握板方法

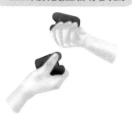

将刮痧板的长边横靠在手掌心，拇指和其他4个手指分别握住刮痧板的两边。刮痧时用手掌心的部位向下按压。

## 面刮法

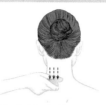

将刮痧板向着刮拭的方向倾斜30°~60°，用刮痧板的1/2长边或全部长边接触皮肤，自上而下或从内到外地向同一方向按直线刮拭。

## 平刮法

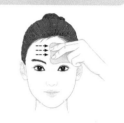

手持刮痧板，向刮拭的方向倾斜的角度小于15°，而且向下的渗透力也较大。刮拭速度缓慢。

## 角刮法

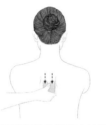

用刮板的角部在穴位处自上而下进行刮拭，刮板面与皮肤呈45°。手法不宜过于生硬，避免用力过猛，伤害皮肤。

## 推刮法

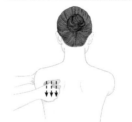

手持刮痧板，刮痧板向刮拭方向倾斜的角度小于45°。所施加的压力大于平刮法，速度也比平刮法慢一点。

## 厉刮法

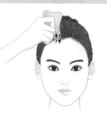

刮痧板的角部与刮拭部位呈90°，将刮痧板不离皮肤地施力，在约1寸长的皮肤上做短间隔的前后或左右的摩擦刮拭。

## 点按法

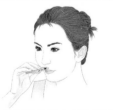

将刮痧板的角部与要刮拭的部位呈90°，向下按压，由轻到重，逐渐加力；片刻后快速抬起，多次反复。

## 垂直按揉法

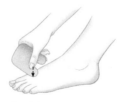

将刮痧板的边沿以90°按压在穴区上，随后进行缓慢按揉。

## 平面按揉法

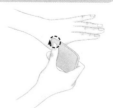

平面按揉法采用的角度则小于20°，刮痧板与所接触的皮肤不分开，随后进行缓慢按揉。

# (36) 面刮法 治疗腰椎间盘突出症

腰椎间盘突出症指由于人体的腰椎间盘髓核突出，压迫其周围神经组织而引起的一系列症状。根据髓核突出的方向可分为单侧型腰椎间盘突出症、双侧型腰椎间盘突出症和中央型腰椎间盘突出症。

## ◉ 高发人群

工作姿势不良者，产前、产后或更年期的女性。

## ◉ 高发季节

秋季、冬季。

## ◉ 诊断

1.放射痛沿坐骨神经传导，直达小腿外侧的足背或足趾；所有使脑脊液压力增高的动作，如咳嗽、打喷嚏和排便等都可能会加重腰痛和放射痛；活动时疼痛加剧，休息后减轻。

2.卧床体位：多数患者采取侧卧位，并屈曲患肢；个别严重的病例在各种体位时均感到疼痛，只能屈髋、屈膝跪在床上以缓解症状。另外常会出现间歇性跛行的现象。

## ◉ 预防

1.变换工作时的姿势，注意劳逸结合。避免长期做反复、单调的动作。从事长时间弯腰或长期伏案工作的人员，可以通过调整座椅和桌面的高度来改变坐姿。建议坐着工作45分钟后站起活动15分钟，使疲劳的肌肉得以恢复。

2.坚持做一些体育运动，如游泳、健美操等。取俯卧位时头、腿、脚和手臂都尽量往上抬高，以一起一落为1个节拍。每次锻炼4个8拍，每天1~2次。

3.要养成良好的生活、工作方式，起居饮食都要规律，切忌通宵熬夜，尤其是不可坐在电脑前通宵工作或玩游戏。

## ◉ 刮痧取穴

腰背部：身柱穴、肝俞穴、脾俞穴、肾俞穴。

下肢部：殷门穴、风市穴、阳陵泉穴。

# 刮痧法治疗

使用刮痧疗法治疗腰椎间盘突出症，能有效地促进人体的血液循环，加速腰背肌肉组织的新陈代谢，有效缓解病痛。

## 刮拭部位及刮拭方向

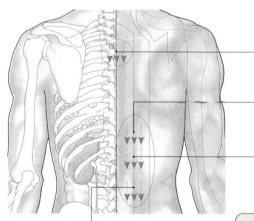

**身柱穴：** 在第3胸椎棘突下的凹陷中。

**肝俞穴：** 背部，当第9胸椎棘突下，旁开1.5寸。

**脾俞穴：** 背部，当第11胸椎棘突下，旁开1.5寸。

**肾俞穴：** 腰部，当第2腰椎棘突下，旁开1.5寸。

| 刮法 | 刺激程度 | 次数 |
|---|---|---|
| 面刮法、平面按揉法 | 轻度 | 30 |

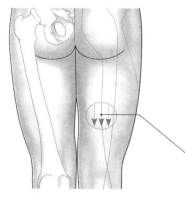

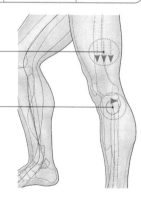

**风市穴：** 大腿外侧中线上，当直立、垂手时，中指指尖所在处。

**阳陵泉穴：** 小腿外侧正中，"人"字纹尖的凹陷处。

**殷门穴：** 大腿后面，当承扶穴与委中穴的连线上，承扶穴下6寸处。

## 操作步骤

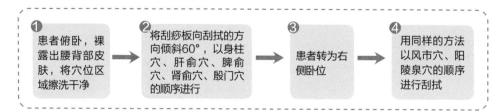

❶ 患者俯卧，裸露出腰背部皮肤，将穴位区域擦洗干净

❷ 将刮痧板向刮拭的方向倾斜60°，以身柱穴、肝俞穴、脾俞穴、肾俞穴、殷门穴的顺序进行

❸ 患者转为右侧卧位

❹ 用同样的方法以风市穴、阳陵泉穴的顺序进行刮拭

# 37 平刮法 治疗肾虚型腰痛

肾是潜藏的根本，是“藏精”的地方。精能生骨髓而滋养骨骼，所以肾脏有保持人体精力充沛，强壮身体的功能。但随着年龄的增长，年老体衰，人体的生理功能下降；或长期患病，导致肾亏，以及房劳过度、耗损精气等，这些都会使人体肾气虚衰，腰府空虚，从而引发腰部疼痛。

## 高发人群

中老年人，以男性居多。

## 高发季节

四季皆可发生。

## 诊断

1. 腰部易感到疲劳，体力不容易恢复；下肢有时会出现麻木无力感。
2. 肾功能衰退，体力下降，畏寒，手脚经常冰凉，面色苍白，腰部冷痛，虚软无力。
3. 腰部有绵绵隐痛，持续不断，并且会有头晕、耳鸣的症状同时出现。
4. 腰痛会随着天气的变化或劳累强度的增减而变化，时轻时重，反复发作。

## 预防

1. 要节制房事，房事过多会使肾亏情况严重，加剧腰痛。

2. 注意保暖，防止身体受凉。天气变冷时要增加衣物，在运动出汗、淋雨后及时擦拭身体，更换衣服。饮食上忌食过冷和过热的食物，以温热的食物为主。

3. 适度的锻炼可以增强人体的肾功能，但应防止过度劳累或过度运动，避免腰部承受超负荷的压力；同时要注意使用正确的运动姿势。

## 刮痧取穴

腰背部：三焦俞穴、肾俞穴、命门穴、膀胱俞穴。

胸腹部：中极穴、章门穴。

上肢部：尺泽穴。

# 刮痧法治疗

使用刮痧疗法治疗肾虚型腰痛，主要是通过调理经气和补肾填精，标本兼治地治疗肾虚，才能从根本上治疗此类腰痛病症。

## 刮拭部位及刮拭方向

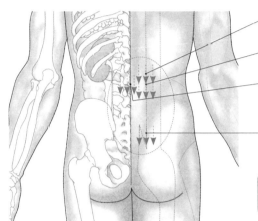

**三焦俞穴：**背部，当第1腰椎棘突下，旁开1.5寸。

**肾俞穴：**腰部，当第2腰椎棘突下，旁开1.5寸。

**命门穴：**腰部，当后正中线上，第2腰椎棘突下的凹陷中，肚脐的正后方处。

**膀胱俞穴：**后正中线旁开1.5寸，平第2骶后孔处。

| 刮法 | 刺激程度 | 次数 |
|---|---|---|
| 平面按揉法 | 中度 | 60 |

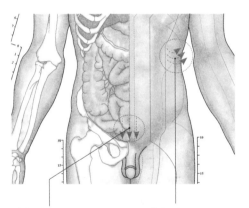

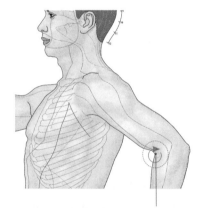

**中极穴：**下腹部，前正中线上，当脐中下4寸。

**章门穴：**侧腹部，当第11肋游离端的下方处。

**尺泽穴：**肘横纹中，肱二头肌腱桡侧的凹陷处。

## 操作步骤

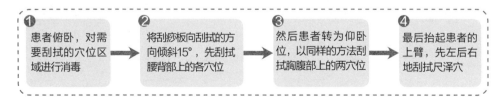

❶ 患者俯卧，对需要刮拭的穴位区域进行消毒

❷ 将刮痧板向刮拭的方向倾斜15°，先刮拭腰背部上的各穴位

❸ 然后患者转为仰卧位，以同样的方法刮拭胸腹部上的两穴位

❹ 最后抬起患者的上臂，先左后右地刮拭尺泽穴

# (38) 推刮法 治疗坐骨神经痛

坐骨神经痛，是指在人体的坐骨神经通路及其分布区域内的疼痛。此病痛主要是由其他疾病所引发，如：坐骨神经炎、腰椎间盘突出症、椎管内肿瘤、子宫附件炎、糖尿病等。

## ● 高发人群

IT人士、文秘、媒体编辑等久坐的工作者。

## ● 高发季节

秋季、冬季。

## ● 诊断

1.一般多由臀部或髋部开始，向下沿大腿的后侧、腘窝、小腿外侧往足背的外侧扩散，表现为出现持续性钝痛或有发作性加剧的现象，剧痛时呈刀刺样的性质。

2.患病的一侧有轻度的肌肉张力减弱的现象，严重时患者可出现肌肉消瘦、肌肉弛软，并有压痛的现象，以腓肠肌最为明显；疼痛在咳嗽、用力、弯腰、震动时加剧。

3.站立时，身体略向健康的一侧倾斜，患侧的下肢在髋、膝关节处微屈，而足跟不着地。睡觉时，向身体的健侧侧卧，患侧下肢的髋、膝关节呈微屈姿势。仰卧后坐起时，患侧的膝关节弯曲。

## ● 预防

1.长时间不正确的坐姿和缺乏运动是造成人体坐骨神经痛的原因，所以要注意纠正坐姿。最好在办公椅上放1个小靠垫。每小时站起来走动1次，放松颈椎和腰椎。注意保持正确的站姿、坐姿、睡姿，以及劳动姿势的合理性。

2.平时还要多进行体育运动，以锻炼腰背肌，比如游泳。高跟鞋的鞋跟高度最好限制在4厘米以下。切忌穿着高跟鞋快跑、跳舞。

## ● 刮痧取穴

腰背部：肝俞穴、肾俞穴、秩边穴。

下肢部：风市穴、委中穴、承山穴。

# 刮痧法治疗

坐骨神经痛通常表现为人体腰部、腿部的酸痛无力，严重时会影响正常的行动。运用刮痧疗法能为患者舒筋通络，有效缓解疼痛。

## 刮拭部位及刮拭方向

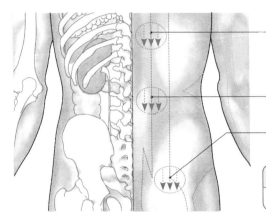

**肝俞穴：**当第9胸椎棘突下，旁开1.5寸。

**肾俞穴：**腰部，当第2腰椎棘突下，旁开1.5寸。

**秩边穴：**后正中线旁开3寸，平第4骶后孔处。

| 刮法 | 刺激程度 | 次数 |
| --- | --- | --- |
| 推刮法 | 轻度 | 60 |

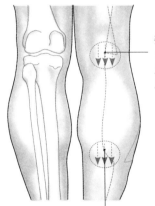

**委中穴：**腘横纹中点，当股二头肌腱与半腱肌肌腱的中间处。

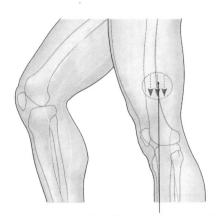

**承山穴：**小腿后面正中，委中穴与昆仑穴之间，当伸直小腿或上提足跟时腓肠肌肌腹下出现的凹陷处。

**风市穴：**在大腿外侧的中线上，当腘横纹上7寸处。

## 操作步骤

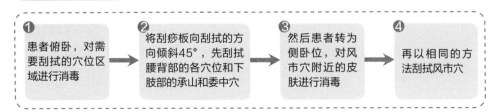

**❶** 患者俯卧，对需要刮拭的穴位区域进行消毒

**❷** 将刮痧板向刮拭的方向倾斜45°，先刮拭腰背部的各穴位和下肢部的承山和委中穴

**❸** 然后患者转为侧卧位，对风市穴附近的皮肤进行消毒

**❹** 再以相同的方法刮拭风市穴

# ㊴ 艾灸疗法

艾灸是一种使用燃烧的艾条悬灸人体穴位的中医疗法。这种疗法最早可以追溯到远古时代。艾灸疗法不仅在我国医学史上起了重要作用，对世界医学也做出了巨大贡献。

艾灸的治疗方法是综合的，其中包括了局部刺激、经络穴位、药物等诸因素。因此，艾灸疗法作用于人体时主要表现的是一种综合作用，是各种因素相互影响，相互补充，共同发挥作用的整体治疗方法。

## ● 艾灸前的准备工作

### ● 艾炷、艾条的制作

艾炷的做法是将艾绒放在平板上，用拇指、食指、中指边捏边旋转；把艾绒捏紧成规格大小不同的圆锥形艾炷，捏得越紧越好。

取纯艾绒24克，平铺在长26厘米、宽20厘米的桑皮纸上；将其卷成直径约1.5厘米的圆柱形，卷得越紧越好。然后用糨糊粘贴牢固，将两头的余纸拧成结后，即成艾条。再在纸上画上刻度，每寸为1度。以此作为施灸时的标准。

### ● 器具的选择

常用的艾灸器具主要有3种：温灸筒、温灸盒、温灸管。

### ● 常用的体位

选择适当的体位，能方便施灸者的施灸操作，有利于施灸者准确选穴和安放艾炷。常用的体位有仰靠坐位、侧伏坐位、俯伏坐位、仰卧位、侧卧位和俯卧位。

## ● 艾灸的禁灸穴

清代医学著作《针灸逢源》中记载人体的艾灸禁灸穴总计有47穴，大部分穴位的部位归属均分布于头面部、重要脏器和表浅大血管的附近，以及皮薄肌少、筋肉结聚的部位。在这些部位若使用艾炷直接施灸，会产生相应的不良效果。但随着医学的进步，现代中医认为，禁灸穴只有睛明穴、素髎穴、人迎穴、委中穴4个，不过女性在妊娠期时，其小腹部、腰骶部、乳头、阴部等处均不宜施灸。

# 艾灸的分类

艾灸法是指将艾绒置于人体体表的穴位上或患处进行烧灼施灸的方法，是中医最常用的一种治病方法。其分类较多。

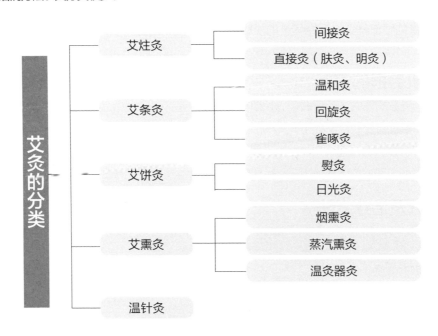

艾灸的分类
- 艾炷灸
  - 间接灸
  - 直接灸（肤灸、明灸）
- 艾条灸
  - 温和灸
  - 回旋灸
  - 雀啄灸
- 艾饼灸
  - 熨灸
  - 日光灸
- 艾熏灸
  - 烟熏灸
  - 蒸汽熏灸
  - 温灸器灸
- 温针灸

## 直接灸

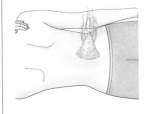

直接灸就是把艾炷直接安放在皮肤上施灸的一种方法。

## 间接灸

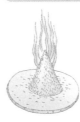

间接灸是指在艾炷与皮肤之间隔垫某种物品，如葱、姜、蒜等而施灸的方法。又称"隔物灸"。

## 艾条灸

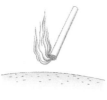

艾条灸又称"艾卷灸"，是指用棉纸把艾绒包裹卷成圆筒形的艾卷，点燃一端，在穴位或患处进行熏灸的一种施灸方法。

## 温针灸

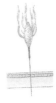

这是一种将针刺与艾灸相结合的方法。它是将针留在穴位上，把艾绒搓成团，捻裹在针柄上，并将其点燃，通过针体将热力传入穴位的施灸方法。

# ㊵ 理气活血 治疗腰肌劳损

腰肌劳损是慢性腰痛的常见原因之一。通常情况下人体没有明显的外伤，多为腰部负荷过重所致。患者只在劳累后疼痛会加重，休息时疼痛状况轻微。一到阴雨天，患者的腰部就会出现持续性的酸软疼痛，严重时甚至无法弯腰。

## ◉ 腰肌劳损的病因

1.急性腰扭伤并发的后遗症、长期从事弯腰或是从弯腰到直立、从直立到弯腰的反复转变，会使腰部长时间处于一种不平衡的状态，负荷过度。

2.不良姿势也是造成人体腰肌劳损的原因之一，尤其是患有腰骶椎先天性畸形的患者，其腰骶部两侧的活动不统一，更加容易导致其腰部软组织劳损。

## ◉ 选穴及治疗方法

### ◉ 艾条灸

1. 取穴方法

主穴：志室穴、肾俞穴、大肠俞穴、阿是穴。

配穴：阴陵泉穴、三阴交穴、命门穴、关元俞穴、太溪穴。

2. 施灸方法

单手持艾条，先用回旋灸，即把点燃的艾条悬于距施灸部位的皮肤3~5厘米处，艾灸2分钟，以将局部的气血温热；接着使用雀啄灸的方法，将艾条在穴位处上下摆动1分钟，加强对痛点的刺激；然后手持艾条，沿着经络往返灸2分钟，以激发经气；最后再用温和灸法，在距穴位皮肤3~5厘米处进行熏灸3~5分钟，可达到舒筋通络，缓解疼痛的目的。每日1次，6次为1个疗程。

### ◉ 艾炷间接灸

1. 取穴方法

志室穴、膈俞穴、气海俞穴、阿是穴、委中穴、承山穴。

2. 施灸方法

从上述穴位中，每次选3~5个穴位施灸，对阿是穴和志室穴每次灸10壮，其余各穴各灸3~5壮。单手持艾炷，将姜、葱、蒜等其他物品放在穴位上作为隔垫物，使艾炷不直接接触皮肤即可。每日1次，6次为1个疗程。

# 艾灸法治疗

慢性腰肌劳损多是由于人体的腰部软组织慢性纤维化、经络受损、气血运行不畅等原因造成的。通过艾灸理气活血，是治疗疼痛的有效方法。

## 艾灸取穴

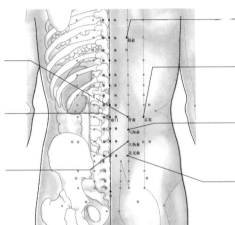

**肾俞穴：** 位于人体腰部，当第2腰椎棘突下，旁开1.5寸处。

**命门穴：** 位于人体腰部，第2腰椎棘突下，即肚脐正后方处即是。

**大肠俞穴：** 位于人体腰部，当第4腰椎棘突下，旁开1.5寸。

**膈俞穴：** 位于背部，当第7胸椎棘突下，旁开1.5寸。

**志室穴：** 位于腰部，当第2腰椎棘突下，旁开3寸。

**气海俞穴：** 位于腰部，当第3腰椎棘突下，旁开1.5寸处。

**关元俞穴：** 位于身体骶部，当第5腰椎棘突下，左右旁开2指宽处即是。

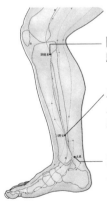

**阴陵泉穴：** 位于小腿内侧，胫骨内侧髁后下方的凹陷处。

**三阴交穴：** 位于小腿内侧，足内踝尖上3寸，胫骨内侧缘后方。

**太溪穴：** 位于足内侧，内踝后方与跟腱之间的凹陷处。

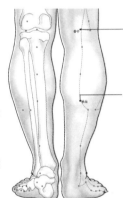

**委中穴：** 位于腘横纹中点，当股二头肌腱与半腱肌肌腱的中间处。

**承山穴：** 位于小腿后面正中，委中穴与昆仑穴之间，当伸直小腿和上提足跟时腓肠肌的肌腹下出现的凹陷处。

## 艾条灸的操作步骤

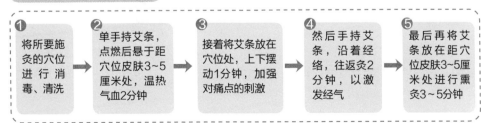

❶ 将所要施灸的穴位进行消毒、清洗

❷ 单手持艾条，点燃后悬于距穴位皮肤3~5厘米处，温热气血2分钟

❸ 接着将艾条放在穴位处，上下摆动1分钟，加强对痛点的刺激

❹ 然后手持艾条，沿着经络，往返灸2分钟，以激发经气

❺ 最后再将艾条放在距穴位皮肤3~5厘米处进行熏灸3~5分钟

# (41) 清热活血 治疗女性腰痛

　　女性的体质和生理特点容易引发腰痛，再加上女性所特有的月经、怀孕、哺乳等生理特征和慢性盆腔炎等病症都是导致腰痛的原因。女性腰痛的主要症状为腰部冷痛、隐痛、酸软无力，在行房事或劳累后疼痛加重，并有白带增加、小腹坠痛等现象。

## ● 女性腰痛的病因

　　1. 月经、怀孕、分娩等女性所特有的行为，都有可能引发不同类型的生殖器官炎症。这些炎症会引发腰痛。如果女性在月经期或产后受寒，湿邪、寒邪入侵身体的话，会导致脊柱骨质增生，从而诱发腰痛。

　　2. 子宫作为女性独有的器官，也是使女性产生腰痛的原因之一。例如子宫发生后倾或后屈，都会造成腰部疼痛。

## ● 选穴及治疗方法

### ● 无瘢痕灸

　　1. 取穴方法

　　主穴：关元俞穴、三阴交穴、足三里穴、子宫穴、归来穴、关元穴、肾俞穴。

　　配穴：阴陵泉穴、太溪穴、地机穴。

　　2. 施灸方法

　　从上述穴位中，每次选3～5个穴位施灸，每个穴位每次灸3～5壮。选择小艾炷，单手持艾炷，点燃后将艾炷直接放在穴位处的皮肤上进行灸治，但以不烧伤皮肤为度。每次灸5～10分钟，每日1次，10次为1个疗程。每个疗程间歇休息2日，一般灸治3个疗程。根据患者的病情可增加或减少疗程。

### ● 温和灸

　　1. 取穴方法

　　肾俞穴、命门穴、环跳穴、关元穴、委中穴、然谷穴、太溪穴。

　　2. 施灸方法

　　从上述穴位中，每次选3～5个穴位施灸。肾俞穴每次灸20～30分钟，其余各穴各灸10～15分钟。单手持艾条，将其一端点燃，对准穴位，在距皮肤3～5厘米处进行熏灸。每日1次，10次为1个疗程。

# 艾灸法治疗

艾灸疗法有效针对女性所特有的体质，可改善女性腰部出现的冷痛、隐痛、酸软无力等症状。

## 艾灸取穴

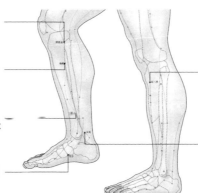

**阴陵泉穴：** 位于小腿内侧，胫骨内侧髁后下方的凹陷处。

**地机穴：** 位于内踝尖与阴陵泉穴连线上，阴陵泉穴下3寸。

**三阴交穴：** 位于小腿内侧，足内踝尖上3寸，胫骨内侧缘后方。

**然谷穴：** 位于内踝前下方，足舟骨粗隆下方的凹陷处即是。

**足三里穴：** 位于外膝眼下3寸，胫骨前嵴外1横指，当胫骨前肌上。

**太溪穴：** 位于足内侧，内踝后方与跟腱之间的凹陷处。

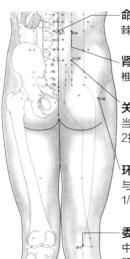

**命门穴：** 位于腰部，第2腰椎棘突下，即肚脐正后方处。

**肾俞穴：** 位于腰部，当第2腰椎棘突下，旁开1.5寸处。

**关元俞穴：** 位于身体骶部，当第5腰椎棘突下，左右旁开2指宽处即是。

**环跳穴：** 股骨大转子最高点与骶管裂孔连线的外1/3与中1/3的交点处。

**委中穴：** 位于腿部，腘横纹中点，当股二头肌腱与半腱肌肌腱的中间处即是。

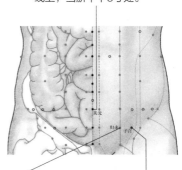

**关元穴：** 位于下腹部，前正中线上，当脐中下3寸处。

**归来穴：** 位于人体的下腹部，当脐中下4寸，距前正中线2寸之处。

**子宫穴：** 位于下腹部，当脐中下4寸，膀胱与直肠之间。

## 无瘢痕灸操作步骤

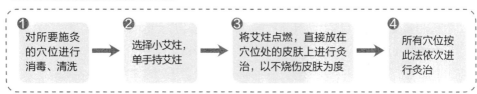

**①** 对所要施灸的穴位进行消毒、清洗 → **②** 选择小艾炷，单手持艾炷 → **③** 将艾炷点燃，直接放在穴位处的皮肤上进行灸治，以不烧伤皮肤为度 → **④** 所有穴位按此法依次进行灸治

# 42 祛风除湿 治疗风湿性腰痛

风湿性腰痛是因为人的身体受到风寒湿邪的入侵，湿邪滞留在人体经络里而导致的。通常表现为腰背疼痛，睡觉时翻身不便；或者身体发热，一直冒虚汗，以及出现下肢水肿等症状。治疗的关键在于祛风除湿。

## ● 风湿性腰痛的病因

1.住所位于阴面，得不到阳光的照射，导致屋内湿气重，尤其是铺盖的褥子和被子带有湿气，久而久之，会使湿气进入经络，导致人体出现腰痛。

2.夏天人们喜欢对着空调吹，睡觉时，身体上也没有遮盖物，容易使风寒湿邪侵入身体，阻滞经脉，从而使人体的气血运行不畅，诱发腰痛。肾阳虚的患者，手脚经常处于冰凉状态，且容易感到寒冷，长期如此就会导致腰部出现冷痛的现象。

## ● 选穴及治疗方法

### ● 熨灸

1. 取穴方法

主穴：肾俞穴、命门穴、志室穴、腰阳关穴、大肠俞穴、气海俞穴。

配穴：阳陵泉穴、委中穴。

2. 施灸方法

将艾绒平铺在穴位上，然后覆盖几层棉布，用熨斗或热水袋在布上进行温熨。因为熨斗或热水袋的覆盖面积比较大，所以对临近的穴位可以同时进行熨灸；而且可以使用多个熨斗和热水袋，在不同区域也可同时进行。每次熨60分钟，每天1~2次。另外，在进行此灸法时，还可以加入药物。将中药材捣碎，用纱布包裹住，煎煮后趁热在穴位处进行熨灸；同时可将热水袋放在药包上保持热度，这样可以增强治疗效果。

### ● 蒸汽熏灸

1. 取穴方法

肾俞穴、腰阳关穴、环跳穴、阳陵泉穴、犊鼻穴、梁丘穴。

2. 施灸方法

把艾叶或艾绒放在容器内，用水煮沸，利用容器中产生的水蒸气熏灸上述各穴位。每次60分钟，每天1次。同时，还可以根据医生的建议加入中药，这时容器中所散发的蒸汽中蕴涵着药效成分，祛风化湿、疏经通络的效果更佳。

# 艾灸法治疗

　　风湿性腰痛的出现主要是因为人的身体受到了风寒湿邪的入侵，湿邪滞留在人体经络里而导致的。因此，艾灸治疗的关键就是祛风除湿。

## 艾灸取穴

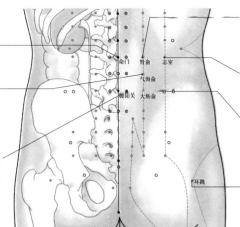

**命门穴：** 位于人体腰部，第2腰椎棘突下，肚脐正后方处即是。

**气海俞穴：** 位于腰部，当第3腰椎棘突下，旁开1.5寸处。

**腰阳关穴：** 位于人体腰部，当后正中线上，第4腰椎棘突下的凹陷处。

**肾俞穴：** 位于人体腰部，当第2腰椎棘突下，旁开1.5寸处。

**志室穴：** 位于腰部，当第2腰椎棘突下，旁开3寸。

**大肠俞穴：** 位于腰部，当第4腰椎棘突下，旁开1.5寸。

**环跳穴：** 股骨大转子最高点与骶管裂孔连线的外1/3与中1/3的交点处。

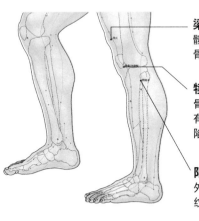

**梁丘穴：** 在髂前上棘与髌骨外上缘连线上，髌骨外上缘上3寸。

**犊鼻穴：** 位于膝部髌骨下缘。髌韧带两侧有凹陷，其外侧的凹陷中即是。

**阳陵泉穴：** 位于小腿外侧正中，"人"字纹尖的凹陷处。

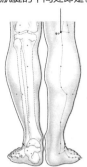

**委中穴：** 位于腿部，腘横纹中点，当股二头肌腱与半腱肌肌腱的中间处即是。

## 熨灸操作步骤

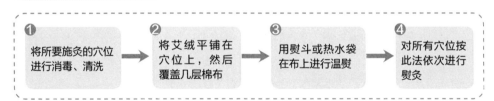

❶ 将所要施灸的穴位进行消毒、清洗

❷ 将艾绒平铺在穴位上，然后覆盖几层棉布

❸ 用熨斗或热水袋在布上进行温熨

❹ 对所有穴位按此法依次进行熨灸

# ㊸ 舒筋活络 治疗腰椎间盘突出症

腰椎间盘突出症，又被称为"髓核突出（或脱出）"或"腰椎间盘纤维环破裂症"。主要是由于人体腰椎间盘髓核突出，压迫其周围的神经及组织而引起的一系列症状，是腰痛病中的一种常见类型。多发生在青年及中年人身上。

## ● 腰椎间盘突出症的病因

1. 由于外伤或重力的压迫，使人体脊柱受到剧烈的压迫，从而引起腰部纤维环破裂，导致椎间盘突出。劳累过度或是房事过多，都会使肾精亏损，以至于无法濡养腰部的筋骨，导致椎间盘发生退行性改变，最终引发腰椎间盘突出症。

2. 不良姿势会使椎体所受到的压力不均衡，从而导致椎间盘出现退行性改变，使椎体之间的间隙变窄，成为引发腰椎间盘突出症的内因。

## ● 选穴及治疗方法

### ● 艾条灸

1. 取穴方法

主穴：至阳穴、关元穴、夹脊穴。

配穴：阳陵泉穴、昆仑穴。

2. 施灸方法

单手持艾条，对至阳穴和关元穴施灸时，先点燃艾条，悬于距施灸部位皮肤3～5厘米处，艾灸2分钟，以使局部的气血温热；接着将艾条在穴位处上下摆动1分钟，加强对痛点的刺激；然后手持艾条，沿着经络往返灸2分钟，以激发经气；最后在距穴位皮肤3～5厘米处进行熏灸3～5分钟，以达到舒筋通络，缓解疼痛的目的。对其余各穴位直接熏灸3～5分钟即可。每日1次，6次为1个疗程。

### ● 隔姜灸

1. 取穴方法

主穴：殷门穴、承山穴、夹脊穴、阿是穴。

配穴：昆仑穴、后溪穴、足三里穴、秩边穴。

2. 施灸方法

每次选3～5个穴位，每个穴位灸3～5壮。单手持艾炷，用姜片作为隔垫物，铺在穴位上，使艾炷不直接接触皮肤即可。每日1次，6次为1个疗程。

# 艾灸法治疗

对于腰椎间盘突出症，艾灸疗法的作用在于舒筋活络，缓解人体的腰肌疲劳，减少腰肌痉挛现象的出现。

## 艾灸取穴

**至阳穴：** 位于背部，当后正中线上，第7胸椎棘突下的凹陷中。

**夹脊穴：** 位于第1胸椎至第5腰椎棘突下，旁开0.5寸。一侧17个穴，左右共34穴。

**秩边穴：** 后正中线旁开3寸，平第4骶后孔。

**阳陵泉穴：** 位于小腿外侧正中，"人"字纹尖的凹陷处。

**足三里穴：** 位于外膝眼下3寸，胫骨前嵴外1横指，当胫骨前肌上。

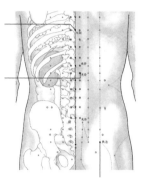

**殷门穴：** 大腿后面，当承扶穴与委中穴的连线上，承扶穴下6寸处。

**承山穴：** 小腿后面正中，委中穴与昆仑穴之间，当伸直小腿和上提足跟时腓肠肌肌腹下出现的凹陷处即是。

**昆仑穴：** 足部外踝后方，当外踝尖与跟腱之间的凹陷处即是。

**后溪穴：** 第5掌指关节后尺侧的远侧掌横纹头，赤白肉际处即是。

**关元穴：** 位于下腹部，前正中线上，当脐中下3寸处。

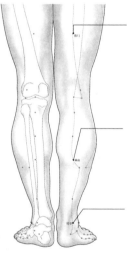

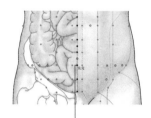

## 隔姜灸操作步骤

**❶** 将所要施灸的穴位进行消毒、清洗 → **❷** 将切好的姜片平铺在要施灸的穴位上 → **❸** 单手持艾炷，点燃后，隔着姜片熏灸穴位5~10分钟 → **❹** 对所有穴位按此法依次进行施灸

# ㊹ 祛风散寒 治疗坐骨神经痛

坐骨神经痛，是一种常见的周围神经疾病，主要指人体的坐骨神经通路及其分布区域内的疼痛，可以分为根性坐骨神经痛和干性坐骨神经痛2种。多由腰椎间盘突出、脊柱肿瘤等脊柱病变和坐骨神经炎等引起，发病较急。

## ● 坐骨神经痛的病因

1. 由于外伤或是重力的压迫，使脊柱受到剧烈的压迫，从而引起椎间盘突出，导致坐骨神经痛。如果身体遭受风寒湿邪侵袭，会引发腰肌痉挛、脊柱侧弯的现象。

2. 不良的习惯及姿势，会使腰椎所受到的压力不均衡；长时间如此，会使椎体一侧的压力不断增加，进而诱发腰椎间盘突出症和坐骨神经痛。

## ● 选穴及治疗方法

### ● 艾炷灸

1. 取穴方法

主穴：秩边穴、环跳穴、阳陵泉穴、肾俞穴。

配穴：承山穴、殷门穴。

2. 施灸方法

每次选3~5个穴位施灸，每个穴位每次灸3~5壮。选择小艾炷，单手持艾炷，点燃后，将艾炷直接放在穴位处的皮肤上进行灸治，但以不烧伤皮肤为度。每次灸5~10分钟，每日1次，10次为1个疗程。每个疗程间歇休息2日，一般灸3个疗程。根据患者的病情可增加或减少疗程。另外，可以使用间接灸，用姜、葱、蒜等其他物品在穴位上作为隔垫物，使艾炷不直接接触皮肤。

### ● 温针灸

1. 取穴方法

主穴：环跳穴、秩边穴、夹脊穴、委中穴。

配穴：肾俞穴、关元俞穴、次髎穴。

2. 施灸方法

首先选择长度在1.5寸以上的毫针，将毫针刺入穴位中。针刺得气后，在穴位上留针。接着将艾绒搓成团，裹在针柄上，或者将2厘米长的艾条扎在针柄上。要注意的是，无论用艾绒还是艾条，都应该离皮肤有2~3厘米的距离。最后，点燃艾绒或艾条的顶端，使热力通过针体传入穴位。

# 艾灸法治疗

使用艾灸疗法治疗坐骨神经痛，主要是用于改善因风寒袭表而引起的腰部不适，以及由腰椎间盘突出症所造成的腰部疼痛。

## 艾灸取穴

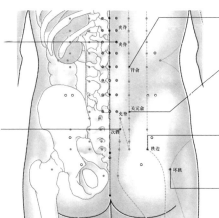

**夹脊穴：**位于第1胸椎至第5腰椎棘突下，旁开0.5寸。一侧17个穴，左右共34穴。

**次髎穴：**位于人体骶部，当髂后上棘内下方与后正中线之间，适对第2骶后孔处。

**肾俞穴：**位于人体腰部，当第2腰椎棘突下，旁开1.5寸处。

**关元俞穴：**位于身体骶部，当第5腰椎棘突下，左右旁开2指宽处即是。

**秩边穴：**后正中线旁开3寸，平第4骶后孔。

**环跳穴：**股骨大转子最高点与骶管裂孔连线的外1/3与中1/3的交点处。

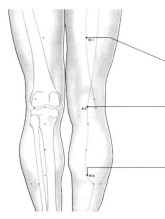

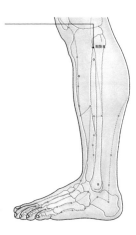

**阳陵泉穴：**位于小腿外侧正中，"人"字纹尖的凹陷处。

**殷门穴：**位于大腿后面，当承扶穴与委中穴的连线上，承扶穴下6寸处。

**委中穴：**位于腿部，腘横纹中点，当股二头肌肌腱与半腱肌肌腱的中间处即是。

**承山穴：**位于小腿后面正中，委中穴与昆仑穴之间，当伸直小腿和上提足跟时腓肠肌肌腹下出现的凹陷处。

## 温针灸操作步骤

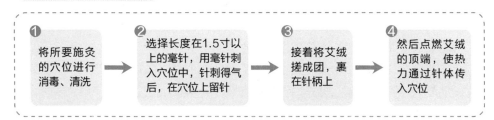

❶ 将所要施灸的穴位进行消毒、清洗

❷ 选择长度在1.5寸以上的毫针，用毫针刺入穴位中，针刺得气后，在穴位上留针

❸ 接着将艾绒搓成团，裹在针柄上

❹ 然后点燃艾绒的顶端，使热力通过针体传入穴位

# (45) 中药药膳疗法

所谓中药药膳疗法，其中既有中医药的疗法，也有药膳的饮食疗法。中药治疗法是中国几千年来的传统治疗方法，一直被人们使用；同时配以饮食疗法，可以从根源处入手，利用药膳进行调节，共同达到防治腰痛的目的。

中药治疗法是中国几千年来在临床治疗方面所积累的，对世界医学有重要贡献的治疗方法之一。不仅动物、植物可以入药，介壳类，如珍珠，矿物类，如龙骨等都可以成为用来治病的中药。自古以来，关于中医药的典籍更是中国古代文化的瑰宝，其中《神农本草经》《本草纲目》等，直到今日仍是很多医生的必备之书。

从唐代的《食疗本草》开始，人们便将饮食与治病相结合。"药王"孙思邈更在其《备急千金要方》中指出："夫为医者，当须先洞晓疾源，知其所犯，以食治之，食疗不愈，然后命药。"将食疗法列为医治疾病的诸法之首。中医认为，所有食物各具功效，药膳养生正是利用这些功效来达到平衡身体的气、血、水，达到强身健体的目的。所以人们常说"药补不如食补""食有药效"。

药膳的科学定义是指在中医学、烹饪学和营养学的理论指导下，严格按照药膳配方，将中药与某些具有药用价值的食物相配，再采用我国独特的饮食烹调技术制作而成的，具有一定色、香、味、形的美味食品。

总结起来，药膳最大的特点就是"寓医于食"，满足了人们"厌于药，喜于食"的天性。药膳既能将药物作为食材，又可以赋予食物以药力；二者相辅相成，相得益彰；这样即使菜品具有较高的营养价值，又可达到强身保健、防病治病、延年益寿的效果。

在使用中药以及药膳的治疗方法时，我们也要注意以下一些禁忌。

1. 中药配伍之间的禁忌：有些中药材配合在一起使用会产生相反、相恶的作用，进而降低药性或者产生毒副作用，因此要禁止同时使用。

2. 孕妇在使用本方法时要格外注意，以免出现"动胎气""滑胎"的现象。

3. 注意食物的性质与药性之间的冲突，避免食用的食物降低药性或是产生毒副作用。

4. 饮用中药时，忌汤剂过夜后服用。汤剂存放过久或过夜，会滋生细菌，分解药性，甚至发馊、变质，对人体健康不利。

# 不同季节的药膳养生

"因人、因时、因地"是中医疗法的治疗原则。无论是治疗已病还是未病，都要根据人、季节及水土的变化而变化。这也是药膳养生应遵循的原则。

 **春**

万物复苏的春季，身体内的阳气上升，但肝气上升太过，即人体自主神经过于活跃，易引发身心不适。通过食用具有疏肝、理气、养血作用的食物，可恢复肝的正常功能。这些食物是春季药膳养生的基础。

 推荐食材

| 土豆 | 蘑菇 | 枸杞子 | 红枣 | 此外还有猪肝、鸡肝、竹笋、芹菜、茼蒿、柑橘类等。 |
|---|---|---|---|---|
|  |  |  |  | |

**夏**

闷热的夏季，人的体内易蕴积热毒，喝水过多易导致水肿。身体倦怠无力、无精打采、食欲不振、中暑等是夏季常见的症状。选择具有清热利尿作用的食物是夏季药膳养生的基础。

推荐食材

| 西瓜 | 黄瓜 | 冬瓜 | 西红柿 | 此外还有苦瓜、豆芽、绿豆、绿豆粉丝、百合、薏苡仁、车前草等。 |
|---|---|---|---|---|
|  |  |  |  | |

 **秋**

空气干燥的秋季，人体缺乏滋润，易出现干咳、哮喘、皮肤干燥等问题。食用泽肤、润肺、祛燥的食物十分重要。

 推荐食材

| 螃蟹 | 柿子 | 甲鱼 | 葡萄 | 此外还有秋刀鱼、梨、银杏、枇杷、莲藕、银耳、枸杞子、豆浆、牛奶等。 |
|---|---|---|---|---|
|  |  |  |  | |

 **冬**

寒冷的冬季，人体新陈代谢减慢，阳气潜藏于体内。暖身、促进气血运行、储备阳气是冬季食物药膳的基础。此时也是养阴的最佳季节。

推荐食材

| 虾 | 南瓜 | 白萝卜 | 洋葱 | 此外还有羊肉、牛肉、鸡肉、鳗鱼、高丽参、生姜、大蒜、大葱、韭菜、白菜、花椒、肉桂、辣椒、大茴香等。 |
|---|---|---|---|---|
|  |  |  |  | |

# 46 舒筋活血 治疗急性腰扭伤

急性腰扭伤多是因为人体受到外力作用而出现的腰部肌肉或韧带拉伤。最典型的症状就是在搬、抬、扛重物时，腰部一侧或两侧突然出现清脆的响声，然后出现疼痛的现象。

## ● 中药疗法

### ● 泽兰汤加减

药材：木香5克，当归尾、赤芍、泽兰、苏木、桃仁各9克，没药、羌活、乳香、牡丹皮、牛膝各6克，红花、三七各3克。

服法：每日1剂，每剂可煎2次服用。

功效：舒筋活血，理气止痛。

### ● 复元活血汤

药材：桃仁、当归、柴胡、甘草各10克，大黄、天花粉各20克，红花、穿山甲各6克。

服法：每日1次，饭前服用。

功效：活血化淤，消肿止痛。

## ● 药膳疗法

### ● 草果牛肉汤

原料：草果2个，牛肉200克，生姜、肉桂各少许，盐、味精各适量。

做法：把牛肉洗干净，切成小块，连同草果、生姜和肉桂一同放入锅中；向锅中加入清水，用小火炖，直到牛肉块被煮烂为止；再加入盐、味精等调料后就可以食用了。

### ● 熟地黄山药粥

原料：熟地黄20克，山药50克，枸杞子20克，糯米100克。

做法：把熟地黄、山药、枸杞子一同放入适量的清水中煮30分钟，然后将洗净的糯米倒入锅内，煮熟后即可食用。可每天用其代替早餐。

# 药性药效

| 泽兰 | 牛膝 | 苏木 | 羌活 |
|---|---|---|---|
| 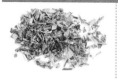 | 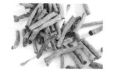 | 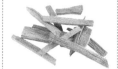 | 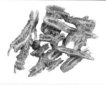 |
| 属性：味苦辛，性微温。 | 属性：味苦酸，性平。 | 属性：味甘咸，性平。 | 属性：味辛苦，性温。 |
| 功效：活血、利水。可治闭经、症瘕、产后淤血、腹痛、身面水肿、跌打损伤、破伤风、痈肿等病。 | 功效：散淤血、消痈肿。可治淋病、尿血、闭经、症瘕、难产、产后淤血、腹痛、喉痹、痈肿等病。 | 功效：行血、破淤、消肿、止痛。可治产后淤血、腹痛、喘急、痢疾、破伤风、痈肿、跌打损伤等病。 | 功效：散表寒、祛风湿、利关节。可治头痛、无汗、风寒湿痹、骨节酸痛、痈疽疮毒、白癜风、斑秃等病。 |

| 当归 | 天花粉 | 大黄 | 穿山甲 |
|---|---|---|---|
| 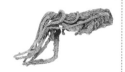 | 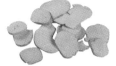 | 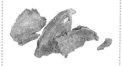 | 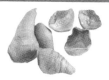 |
| 属性：味甘辛，性温。 | 属性：味甘、苦酸，性凉。 | 属性：味苦，性寒。 | 属性：味咸，性凉。 |
| 功效：补血、活血、润肠通便。可用于治疗血虚萎黄、眩晕心悸、月经不调、痛经、虚寒腹痛、跌打损伤等。 | 功效：生津、止渴、降火、润燥、排脓、消肿。可治热病口渴、黄疸、肺燥咳血、痈肿、痔瘘等症。 | 功效：泻热通便、凉血解毒、祛淤通经。可治热毒内蕴、口舌生疮、齿龈肿痛等症。 | 功效：消肿溃坚、搜风活络、通经下乳。可治痈疽疮肿、风寒湿痹、闭经、乳汁不通等症。外用可止血。 |

| 牛肉 | 草果 | 山药 | 糯米 |
|---|---|---|---|
| 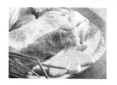 | 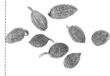 | 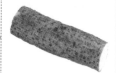 | 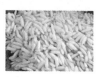 |
| 属性：味甘，性平。 | 属性：味辛，性温。 | 属性：味甘，性平。 | 属性：味甘，性温。 |
| 功效：补中益气、滋养脾胃、强健筋骨。可治中气下陷、气短体虚、筋骨酸软等症。 | 功效：燥湿祛寒、消食、化积。可治疟疾、脘腹冷痛、反胃、呕吐、泻痢、食积等。 | 功效：补脾养胃、生津益肺、补肾涩精。可治脾虚食少、久泻不止、肺虚喘咳、带下病、虚热口渴等症。 | 功效：补虚、补血、健脾、暖胃、止汗。可治反胃、食欲减少、泄泻、出虚汗、气短无力、妊娠腹坠等症。 |

# (47) 通经活络 治疗腰肌劳损

通常情况下，腰肌劳损是由长期的疲劳累积或急性腰扭伤治疗不及时造成的，人体没有明显的外伤。其主要症状表现为腰及腰骶部频繁出现酸痛。

## 中药疗法

### 羌活胜湿汤

药材：羌活、防风各9克，独活12克，川芎6克，藁本、蔓荆子各15克。湿邪重者可加薏苡仁15克，防己12克，苍术10克。寒重痛剧者可加制川乌、麻黄各10克。

服法：清水2碗，煮成1碗，饭后服用。

功效：祛风散寒，通经活络，缓解腰部冷痛的现象。

### 二妙汤

药材：苍术15克，薏苡仁12克，豨莶草8克，黄柏、牛膝、木瓜各10克。

服法：清水3碗，煮成1碗，饭前服用。

功效：活血化淤，清热祛湿。

## 药膳疗法

### 黄鳝炖猪肉

原料：猪瘦肉100克，黄鳝200克，盐、味精各少许。

做法：先将黄鳝剖开洗净，猪瘦肉也清洗干净；接着把黄鳝和猪瘦肉剁成块，放入锅中，加水，用文火炖。等肉炖至熟烂后，加入盐、味精等调料即可。

### 茴香板栗

原料：生板栗1000克，大茴香、花椒各15克，小茴香30克，丁香9克，草豆蔻、砂仁、肉桂各6克，白芷3克，当归18克，高良姜、干姜各12克。

做法：将上述除生板栗外的原料先用清水浸泡24小时；浸泡后，煎煮药材，去渣留汁；然后把生板栗放入煎好的药汁中，浸泡7～10天，取出烘干后即可食用。每日3次，每次15～30克。

# 药性药效

## 防风

属性：味辛甘，性温。

功效：祛风、除湿、止痛。可治头痛、目眩、项强、风寒湿痹、骨节酸痛、四肢挛急、破伤风等症。

## 独活

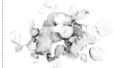

属性：味苦辛，性微温。

功效：祛风除湿，通痹止痛。可治风寒湿痹、腰膝疼痛、少阳伏风头痛，以及风湿或风寒头痛等。

## 防己

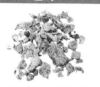

属性：味苦辛，性寒。

功效：利水消肿、祛风除湿、止痛。因其性寒，治风湿热痹较宜，多配薏苡仁、滑石等清热除湿之品。

## 苍术

属性：味苦辛，性温。

功效：健脾燥湿、祛风湿、利尿、发汗、镇静、降血糖。可治消化不良、胃脘满闷、食欲不振等症。

## 砂仁

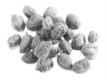

属性：味辛，性温。

功效：健胃理气、温暖脾肾、止痛、宽胸行气。可治腹痛痞胀、呕吐、寒湿痢、妊娠胎动等症。

## 木瓜

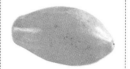

属性：味酸，性温。

功效：对腰膝无力、关节肿痛等症状的疗效显著，也可治脚气剧痒；还可治呕逆、心膈痰唾、心腹痛等。

## 牛膝

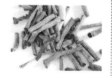

属性：味苦酸，性平。

功效：散淤血、消痈肿。可治淋病、尿血、闭经、症瘕、难产、产后淤血腹痛、喉痹、痈肿等病。

## 麻黄

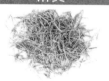

属性：味苦辛，性温。

功效：发汗、平喘、利水。可治伤寒表实证、头痛、鼻塞、骨节疼痛、咳嗽气喘、小便不利等症。

## 丁香

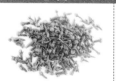

属性：味辛，性温。

功效：温中暖肾、降逆止呕。可治呃逆、呕吐、反胃、泻痢、心腹冷痛、口臭、疝气、癣疾等疾病。

## 干姜

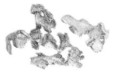

属性：味辛，性热。

功效：温中散寒、回阳通脉。可治心腹冷痛、吐泻、肢冷脉微、风寒湿痹、阳虚、吐衄、便血等症。

## 白芷

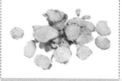

属性：味辛，性温。

功效：祛风、通窍、燥湿止带、消肿排脓、止痛、通鼻窍。主治风寒，兼有头痛、鼻塞等症。

## 板栗

属性：味甘，性温。

功效：有益气血、养脾胃、补肝肾的功效。生吃还有治疗腰腿酸痛、舒筋活络的功效。

# (48) 祛风活络 治疗腰椎间盘突出症

　　根据病因的不同，腰椎间盘突出症表现为不同的疼痛症状。从腰到大腿部都会有痛感出现，严重时还会出现暂时性的跛行、下肢麻痛等情况。

## ● 中药疗法

### ● 当归拈痛汤

　　药材：苍术6克，忍冬藤15克，当归、生黄柏、知母、茵陈蒿、防己、赤芍、牡丹皮、姜黄各9克，薏苡仁、木瓜、杜仲、牛膝各12克。

　　服法：用水煎服，空腹服用。每日1次。

　　功效：清热利湿，缓解腰部酸软无力。

### ● 小活络丹

　　药材：没药、制南星、制川乌各9克，乳香、制草乌各12克，地龙15克。

　　患病时间较长，并出现肌肉痉挛、肢体抽搐者，可配伍蜈蚣、穿山甲、露蜂房、土鳖虫等虫类药物，以加强通络止痛的作用。

　　服法：将药物粉碎成细粉后制成丸，口服。每次1粒丸，每日2次。

　　功效：祛风活络，活血止痛，可治疗腰部冷痛。

## ● 药膳疗法

### ● 枸杞蒸鸡

　　原料：嫩母鸡1只，枸杞子15克，葱、生姜、料酒、胡椒、味精各适量。

　　做法：将枸杞子洗净，葱切段，姜切片；将鸡清洗干净，用沸水焯洗1次，然后把枸杞子、生姜片、葱段、盐、料酒、胡椒装入鸡肚中；用湿棉纸将鸡肚剖开的口封住，将其放在旺火上蒸2个小时；揭开棉纸，拣出葱段、生姜片，放入味精即可。

### ● 杜仲墨鱼汤

　　原料：墨鱼100克，杜仲90克，生姜、葱、盐、料酒各少许。

　　做法：将墨鱼清洗干净，然后和杜仲、葱、生姜一起加水煮汤，出锅前加入适量料酒、盐调味。肉、汤皆可食用。

# 药性药效

| 知母 | 牡丹皮 | 姜黄 | 地龙 |
|---|---|---|---|
| 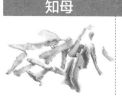 | 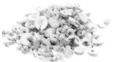 | 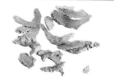 | 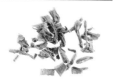 |
| 属性：味苦，性寒。 | 属性：味苦辛，性微寒。 | 属性：味辛苦，性温。 | 属性：味咸，性寒。 |
| 功效：滋阴降火、润燥除烦。可治温热病、高热烦躁、口渴、脉象沉等肺胃实热之症。 | 功效：清热、凉血、活血、消淤。可治夜热早凉、发斑、惊痫、吐衄、便血、骨蒸劳热、疮疡等症。 | 功效：破血、行气、通经、止痛。可治心腹痞胀痛、血淤闭经、肢体疼痛、跌打损伤等。 | 功效：清热、平肝、定喘、通络。可治高热狂躁、惊风抽搐、风热头痛、目赤、关节疼痛、小便不通等。 |

| 玄参 | 穿山甲 | 当归 | 木瓜 |
|---|---|---|---|
| 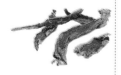 | 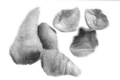 | 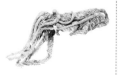 | 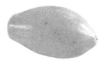 |
| 属性：味甘苦，性寒。 | 属性：味咸，性凉。 | 属性：味甘辛，性温。 | 属性：味酸，性温。 |
| 功效：滋阴凉血、泻火解毒。可治热病伤阴、舌绛烦渴、温毒发斑、津伤便秘、咽痛、白喉、痛肿疮毒等。 | 功效：消肿溃坚、搜风活络、通经下乳。可治痈疽疮肿、风寒湿痹、闭经、乳汁不通等症。外用可止血。 | 功效：补血、活血、润肠通便。用于治疗眩晕心悸、月经不调、闭经、痛经、虚寒腹痛、肠燥便秘、跌打损伤等。 | 功效：对腰膝无力、关节肿痛等症状疗效显著。可治脚气造成的剧痒；也可治呕逆、心膈痰唾、心腹痛等。 |

| 防己 | 墨鱼 | 胡椒 | 枸杞子 |
|---|---|---|---|
| 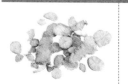 | 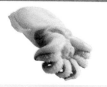 | 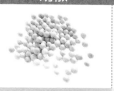 |  |
| 属性：味苦辛，性寒。 | 属性：味咸，性平。 | 属性：味辛，性热。 | 属性：味甘，性平。 |
| 功效：利水消肿、祛风湿而止痛。因其性寒，治风湿热痹较宜，多配薏苡仁、滑石等清热除湿之品。 | 功效：养血、通经、催乳、补脾、益肾、滋阴、调经、止带。可治女性月经不调、水肿等症。 | 功效：温中、下气、消痰、解毒。可治食积、脘腹冷痛、反胃、呕吐清水、腹泻、寒湿痹等症。 | 功效：滋肾、润肺、养肝、明目。可治肝肾阴亏、腰膝酸软、头晕、目眩、目昏多泪等症。 |

# (49) 祛风散寒 治疗腰椎骨质增生症

人体的椎体、椎间盘以及椎间关节的退行性改变使腰椎间原本的稳定受到破坏，导致腰椎周围的软组织也因此受到牵拉或是压迫，从而使人出现腰椎骨质增生症。

## ● 中药疗法

### ● 黄芪桂枝五物汤加减

药材：红枣4粒，黄芪、生姜各12克，桂枝、芍药各9克，三七6克，红花、当归各15克。

服法：清水3碗，煮成1碗。每日3次。

功效：化淤止痛，疏通经络。

### ● 独活寄生汤

药材：桑寄生、牛膝各15克，独活、防风、杜仲、党参、秦艽、全当归、赤芍、茯苓各9克，酒熟地黄18克，白术12克，细辛、肉桂各3克，炙甘草6克。如果病情较久而有淤血者，可加入木瓜、伸筋草各9克，鸡血藤15克。

服法：加入1000毫升水，煮成300毫升药汁。分3次服用，每日3次。

功效：祛风，散寒，除湿，可治疗腰部冷痛。

## ● 药膳疗法

### ● 山药枣桃酥

原料：红枣泥250克，猪油125克，面粉500克，山药、核桃仁各50克。

做法：将核桃仁捣碎，和红枣泥一起搅拌均匀，做成馅泥，待用；取200克面粉，加入100克猪油，搅拌均匀成干油酥；取300克面粉，加入25克猪油，再加入适量的水，和成油面团。用油面团把干油酥和馅泥包进去，封口，放进油锅中炸，待油面团表面呈现浅黄色即可出锅。每日早、中、晚各食用1次。

### ● 荸荠瘦肉汤

原料：猪瘦肉200克，荸荠、海带各100克，生姜、盐、料酒各少许。

做法：将猪瘦肉、荸荠、海带清洗干净，切好后和葱、生姜一起放入锅内加水炖煮；直至所有材料煮烂后，加入少量料酒、盐即可食用。

# 药性药效

| 鸡血藤 | 党参 | 白术 | 红枣 |
|---|---|---|---|
| 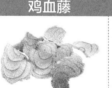 | 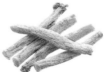 | 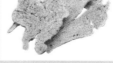 |  |
| 属性：味苦甘，性温。 | 属性：味甘、微酸，性平。 | 属性：味苦甘，性温。 | 属性：味甘，性温。 |
| 功效：具有活血、舒筋等功效。多用于治疗腰膝酸痛、麻木瘫痪、月经不调等病症。 | 功效：补中益气、健脾益肺。可治气血不足、脾肺虚弱、劳倦乏力、气短心悸、血虚萎黄、便血等症。 | 功效：补脾益胃、祛湿和中。可治脾胃气虚、倦怠少气、虚胀腹泻、黄疸、自汗、胎动不安等症。 | 功效：补中益气、养血安神。能增加人体血液中的含氧量，滋养全身细胞，是一种药效缓和的滋补药。 |

| 茯苓 | 熟地黄 | 独活 | 防风 |
|---|---|---|---|
| 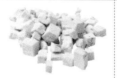 | 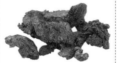 | 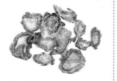 | 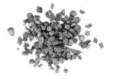 |
| 属性：味甘淡，性平。 | 属性：味甘，性微温。 | 属性：味苦辛，性微温。 | 属性：味辛甘，性温。 |
| 功效：利水渗湿、益脾和胃、宁心安神。可治小便不利、痰饮咳逆、腹泻、惊悸、健忘等症。 | 功效：滋阴补血。可治阴虚血少、腰膝萎弱、失眠、"骨蒸"、遗精、崩漏、月经不调、口渴、耳鸣等症。 | 功效：祛风除湿、通痹止痛。可治风寒湿痹、腰膝疼痛、少阳伏风头痛，以及风湿或风寒头痛等。 | 功效：祛风、除湿、止痛。可治外感风寒、头痛、目眩、风寒湿痹、骨节酸痛、四肢挛急、破伤风等症。 |

| 核桃仁 | 山药 | 生姜 | 肉桂 |
|---|---|---|---|
| 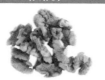 | 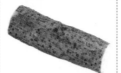 |  | 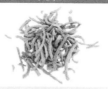 |
| 属性：味甘，性温。 | 属性：味甘，性平。 | 属性：味辛，性温。 | 属性：味辛甘，性热。 |
| 功效：补肾、温肺、润肠通便。核桃仁含有高浓缩的多种营养成分，具有较高的益智作用。 | 功效：补脾养胃、生津益肺、补肾涩精。可治脾虚食少、久泻不止、肺虚喘咳、肾虚遗精、虚热口渴等症。 | 功效：散寒、止呕。可治风寒感冒、呕吐、脘腹胀满、腹泻等；还可解半夏、天南星及鱼、蟹、鸟兽肉之毒。 | 功效：补元阳、暖脾胃、除积冷、通血脉。可治肢冷脉微、腹痛、腹泻、腰膝冷痛、虚阳浮越、上热下寒等。 |

# ㊿ 理气止痛 治疗腰椎椎管狭窄症

腰椎椎管狭窄症的表现为，人体的腰部及下肢出现沉重无力、麻木疼痛的现象，严重者会出现间歇性的跛行。患者在蹲下、坐下或躺着时疼痛会减轻。

## ◉ 中药疗法

### ◉ 活络通痹汤

药材：土鳖虫6克，牛膝、地龙、乌药、炙甘草各9克，独活、续断、川乌、草乌、熟地黄各15克，桑寄牛、丹参、黄芪各30克，细辛3克。

服法：用水煎服。每日1剂，早晚各1次。

功效：温经散寒，祛湿消肿，理气止痛。

### ◉ 八味肾气丸加减

药材：山药、山茱萸、肉苁蓉、熟地黄各15克，牡丹皮、牛膝、茯苓各9克，龟板30克，白芥子、附子各6克，鹿角胶、杜仲、益智仁各12克，肉桂3克，狗脊10克。

服法：将药物研磨成粉末，制成丸。每次1粒，每日2次。

功效：温补肾阳，缓解腰膝酸痛。

### ◉ 羌活胜湿汤

药材：藁本、防风、甘草、川芎、蔓荆子各3克，续断、杜仲、桑寄生、羌活、独活各6克。湿邪偏重者，可以加入萆薢10克，薏苡仁30克。

服法：清水2碗，煮成1碗，饭后服用。

功效：祛风胜湿，缓解下肢麻木酸痛。

## ◉ 药膳疗法

### ◉ 桂圆枸杞蒸鸽蛋

原料：桂圆肉、枸杞子各15克，鸽子蛋20个，冰糖适量。

做法：将鸽子蛋煮熟去壳；把桂圆肉、枸杞子洗净，连同去壳后的鸽子蛋一起放入碗中；在碗内加入适量清水和冰糖，放入锅中蒸煮；熟后即可食用。

# 药性药效

## 山茱萸

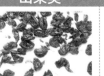

属性：味酸，性微温。

功效：补益肝肾、涩精固脱。可治腰膝酸痛、眩晕耳鸣、阳痿遗精、尿频、虚汗等。

## 肉苁蓉

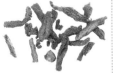

属性：味甘咸，性温。

功效：补肾、益精、润燥、滑肠。可治男性阳痿、女性不孕、带下病、血崩、腰膝冷痛、血虚、便秘等症。

## 乌药

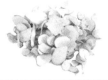

属性：味辛，性温。

功效：顺气、开郁、散寒、止痛、促进肠胃蠕动、加速血液循环等。用以治疗中风、膀胱冷痛、尿频等。

## 附子

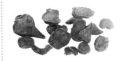

属性：味辛甘，性热，有毒。

功效：补火助阳、散寒除湿。可治阴盛格阳、心腹冷痛、脾寒下痢、风寒湿痹、阳痿、子宫冷痛等症。

## 益智仁

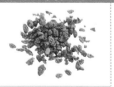

属性：味辛，性温。

功效：温脾、暖肾、固气、涩精。主治寒积腹痛、中寒吐泻、遗精白浊、小便余沥等。

## 羌活

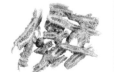

属性：味辛苦，性温。

功效：散表寒、祛风湿、利关节。可治头痛、风寒湿痹、骨节酸疼、痈疽疮毒、白癜风、斑秃等症。

## 续断

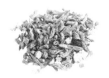

属性：味苦，性微温。

功效：补肝肾、续筋骨、调血脉。可治疗腰背酸痛、足膝无力、崩漏、带下病、遗精、跌打损伤等症。

## 丹参

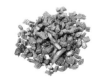

属性：味苦，性微寒。

功效：活血祛瘀、安神宁心、止痛。主治心绞痛、血崩、带下、淤血腹痛、骨节疼痛、惊悸不眠等症。

## 地龙

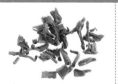

属性：味咸，性寒。

功效：清热、平肝、定喘、通络。可治高热狂躁、风热头痛、目赤、喘息、关节疼痛、小便不通、瘰疬等。

## 桂圆

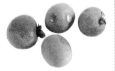

属性：味甘，性平。

功效：补益心脾、补血安神。可治虚劳羸弱、失眠健忘、惊悸、怔忡等症。患有支气管扩张等病的患者应忌食。

## 甘草

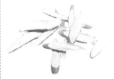

属性：味甘，性平。

功效：和中缓急、润肺解毒。可治脾胃虚弱、劳倦发热、心悸惊痫、咽喉肿痛、消化性溃疡等症，还可解药毒。

## 川芎

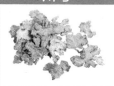

属性：味辛，性温。

功效：行气开郁、祛风除湿、活血止痛。主治风寒头痛、眩晕、胁痛、腹痛、产后淤血腹痛、月经不调。

# (51) 行气通络 治疗劳累性腰痛

劳累性腰痛又称"功能性腰痛""腰肌酸痛"等，多由人体腰部急性损伤、腰肌慢性积累性损伤、腰部受风寒湿邪侵袭、脊柱及其周围软组织的疾患所引起。

## ● 中药疗法

### ● 补肾健筋汤

药材：熟地黄、当归、山茱萸、茯苓、续断各12克，杜仲、白芍、五加皮各10克，青皮5克。

服法：用水煎服，每日1次。

功效：行气活血，治疗腰部隐痛。

### ● 独活寄生汤

药材：桑寄生、怀牛膝各15克，独活、防风、杜仲、党参、秦艽、全当归、赤芍、茯苓各9克，酒熟地黄18克，白术12克，细辛、肉桂各3克，炙甘草6克。

服法：加入1000毫升水，煮成300毫升药汁。分3次服用，每日3次。

功效：祛风除湿，舒筋通络，治疗腰部酸痛。

## ● 药膳疗法

### ● 猪腰茴香黑豆汤

原料：猪腰1对，黑豆100克，小茴香3克，生姜9克，盐适量。

做法：用清水浸泡黑豆5个小时；将猪腰清洗干净，切片；把猪腰、黑豆、小茴香、生姜放入锅中，加水，用文火炖煮；出锅前加入适量盐；吃猪腰和黑豆，喝汤。

### ● 莲藕红枣猪脊髓骨汤

原料：莲藕250克，红枣5粒，猪脊髓骨500克，生姜2片，盐适量。

做法：莲藕切片，红枣去核浸泡，猪脊髓骨打碎；将莲藕、红枣、猪脊髓骨、生姜一起放进瓦锅内，加水煮沸后，转用小火煮2.5个小时；最后加入盐调味即可。

# 药性药效

| 熟地黄 | 山茱萸 | 独活 | 续断 |
|---|---|---|---|
| 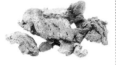 | 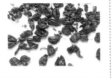 | 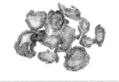 | 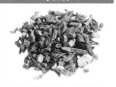 |
| **属性：** 味甘，性微温。 | **属性：** 味酸，性微温。 | **属性：** 味苦辛，性微温。 | **属性：** 味苦，性微温。 |
| **功效：** 滋阴补血。可治阴虚血少、腰膝萎弱、失眠、"骨蒸"、遗精、崩漏、月经不调、口渴、耳鸣等症。 | **功效：** 补益肝肾、涩精、固脱。可治腰膝酸痛、眩晕耳鸣、阳痿遗精、尿频、虚汗不止等症。 | **功效：** 祛风除湿，通痹止痛。可治风寒湿痹、腰膝疼痛、少阳伏风头痛，以及风湿或风寒头痛等。 | **功效：** 补肝肾、续筋骨、调血脉。可治腰背酸痛、足膝无力、带下、遗精、跌打损伤、痈疽疮肿等症。 |

| 茯苓 | 五加皮 | 青皮 | 防风 |
|---|---|---|---|
| 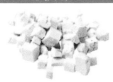 | 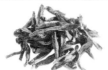 |  | 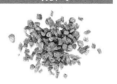 |
| **属性：** 味甘淡，性平。 | **属性：** 味辛苦，性温。 | **属性：** 味苦辛，性微温。 | **属性：** 味辛甘，性温。 |
| **功效：** 利水渗湿、益脾和胃、宁心安神。可治小便不利、痰饮咳逆、腹泻、惊悸、健忘等症。 | **功效：** 祛风湿、补肝肾、强筋骨。可治风湿痹痛、筋骨萎软、小儿行迟、体虚乏力、水肿、脚气等症。 | **功效：** 疏肝破气、消肿散结。可治胸胁、胃脘胀痛、疝气、食积、乳肿、乳核、久疟痞块等疾病。 | **功效：** 祛风、除湿、止痛。可治外感风寒、头痛、目眩、风寒湿痹、骨节酸痛、四肢挛急、破伤风等症。 |

| 白术 | 红枣 | 生姜 | 莲藕 |
|---|---|---|---|
| 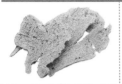 |  |  | 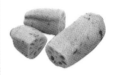 |
| **属性：** 味苦甘，性温。 | **属性：** 味甘，性温。 | **属性：** 味辛，性温。 | **属性：** 味甘，性寒。 |
| **功效：** 补脾益胃、祛湿和中。可治脾胃气虚、倦怠少气、虚胀腹泻、黄疸、自汗、胎动不安等症。 | **功效：** 补中益气、养血安神。能增加人体血液中的含氧量，滋养全身细胞，是一种药效缓和的补益药。 | **功效：** 散寒、止呕。可治风寒感冒、呕吐、脘腹胀满、腹泻；还可解半夏、天南星及鱼、蟹、鸟兽肉之毒。 | **功效：** 具有清热、生津、凉血、散淤、补脾、开胃、止泻的功效。主治热病烦渴、吐血、衄血、热淋等症。 |

本章看点

● 运动疗法

指人体通过运动达到健身和治病目的的治疗方法，也称"医疗体育疗法"

● 背肌、腹肌运动

为您介绍正确的背肌、腹肌运动，以缓解腰部疼痛

● 骨盆矫正法

为您介绍利用地面、墙壁、椅子进行操作的骨盆矫正法

● 伸展运动

为您介绍躺着、站着、坐着做的伸展运动

● 俯卧位运动

包括俯卧伸展运动、俯卧撑伸展运动等

● 徒手牵引

包括俯卧牵引、仰卧牵引、腰椎牵引等

……

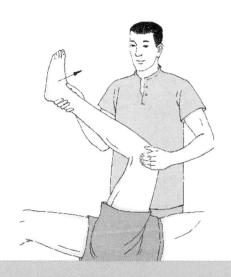

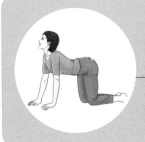

# 第四章
# 用现代疗法治疗腰痛

　　中医疗法是中国的传统疗法，自古以来就被人们广泛使用；但除了中医疗法，临床上的一些现代疗法对人体腰痛病的治疗也很有效果。尤其是近年来"运动热"和"瑜伽热"被人们所青睐，所以包括运动疗法在内的一些现代疗法也成为本书的一大重点。本章就重点向您介绍运动疗法、温冷疗法和放松疗法，帮助您有效地缓解疼痛。

# (52) 运动疗法

运动疗法是指人体通过运动达到健身和治病目的的治疗方法，也称"医疗体育疗法"，简称"体疗"，包括步行、跑步、跳跃、游泳、体操和武术等。一份完整的运动处方应包括以下内容：

## ●运动目的

进行某项运动是为了达到某种目的，本书所讲述的运动处方主要是通过运动达到防病、治病、提高健康水平的目的。

## ●运动项目

一般来说，运动项目包括5大类：以增强耐力为主的运动项目，如跑步、游泳、滑冰等；以增强体力为主的运动项目，如哑铃、俯卧撑等；以改善身体柔韧性为主的项目，如健身操、太极拳等；以社区健身器械为主的室外健身项目，如扭腰器、健腹器、踏步机等；以竞赛为主的运动项目，如乒乓球和艺术体操等。

## ●适宜人群

每种运动项目所针对的人群各异：患有高血压、糖尿病及心脑血管疾病的中老年人，一般不宜选择以力量为主的运动项目，而应选择以提高身体的耐力、柔韧性和让身体放松为主的项目；年轻人可选择以力量和竞赛为主的运动项目；女性及儿童则应该选择第2类和第3类的运动项目。

## ●运动强度

运动强度直接影响治疗的效果和患者自身的安全。因此，出现肢体疼痛的患者须在自己能够承受的范围内进行运动治疗。

## ●运动所需的时间

运动所需的时间与运动强度密切相关。一般来说，老年患者应选择持续时间长、强度低的运动方式；年轻患者可选择持续时间较短、强度大的运动方式；健康的中年人可选择时间较长、强度中等的运动方式；体质虚弱的人可选择强度小的运动方式。

## ●运动频率

选择小运动量的患者或年老体弱者，一般应每日运动1次。如果每次运动的间隔时间超过3~4天，就达不到理想效果。

# 如何确定运动强度

采取运动疗法治病时，运动强度的把握很重要。但是，如何确定运动强度呢？下面向您介绍几种方法：

## 正常运动适当心率数值

运动适当心率数值（次/分）= 170 – 年龄（岁）

例如：某患者年龄为50岁，其运动适当心率为：170 – 50（岁）= 120（次/分）。

## 按年龄计算最高心率数值

最高心率数值（次/分）= 220 – 年龄（岁）

例如：某患者年龄为50岁，其最高心率数值为：220 – 50（岁）= 170（次/分）。

## 实际运动适当心率数值

运动适当心率数值（次/分）=〔安静心率+（按年龄预计最高心率数值–安静心率）〕× 60%

例如：某患者年龄为50岁，安静心率为80次/分，其最高心率数值应为170次/分（220 – 50 = 170）。运动适当心率数值为102次/分左右。计算方法是：〔80 +（170 – 80）〕×60% = 102（次/分）。

说明：对于年老体弱和心肺功能不全的患者，在计算运动适当心率时，可将公式中的60%改为50%或40%。

## 心率计算法

将患者按体质强、中、弱的等级进行区分，分别控制其运动强度，此方法适用于患有心血管疾病、高血压、肺源性心脏病和肺气肿等疾病的中老年人。其计算方法是：运动后心率（次/分）– 安静时心率（次/分）。

| 20次/分 | 40次/分 | 60次/分 |
|---|---|---|
| 强壮体质 | 中等体质 | 弱体质 |

## 运动强度百分比分组法

此方法适用于患有高血压、冠心病的患者及年老体弱者。其方法是：（运动后心率 – 运动前心率）/运动前心率 ×100%。

| 运动后增加的心率数值在51% | 运动后增加的心率数值在71% | |
|---|---|---|
| 小运动强度 | 中等运动强度 | 大运动强度 |

# 53 背肌、腹肌运动 缓解腰部疼痛

　　运动疗法是指人体通过运动的方式，达到治病强身目的的一种治疗方法。它既包括个体行走、跑步、跳跃、体操、游泳等主动运动方式，也包括在别人的帮助下进行的被动运动。这里介绍一些常用的，也方便操作的运动，让您可以从中选择适合自己的动作，从而多加锻炼，保护好自己的腰部。

---

　　腰痛虽然表现为身体的局部性疼痛，但其疼痛原因与全身都有关系，尤其是与背部和腹部的关系更加密切。而1个简单的小动作就可以缓解腰部疼痛。只要您长期坚持一下2个动作，腰部疼痛一定会有所缓解。

## ● 背肌运动

　　背肌运动主要是锻炼人体背部到腰部的肌肉，通过运动的方式加强这一部位肌肉的伸展和收缩，进而达到缓解疲劳、疼痛的目的。这里给您介绍1个简单的动作：趴在地板或稍硬的地方，双腿伸直，双手伸直到头顶上方，全身放松，自然呼吸。接着，弯起手肘，把肩膀往上提，注意头和胸部不要抬起来，只是感觉身体在往上拉，维持10秒钟后再恢复初始姿势，如此重复动作。

　　每天做10～20次上面的动作。刚开始做的时候，您可能不太清楚自己腰部的状况，可以只做5次，再慢慢增加次数；如果运动完的第2天觉得腰部无力或疼痛，可能是运动过度了，这时要适当地减少运动次数。

## ● 腹肌运动

　　引起人体腰痛最重要的一个原因就是腹肌肌力的减弱，所以每天挤出一小段时间做一下腹肌运动，就可以为您的腰椎减少负担。

　　首先，平躺在地板或稍硬的地方，双腿并拢，双脚分开，膝关节弯曲，双手放在腹部上；然后轻轻抬起头部，让肩胛骨稍微离开地面，直到眼睛看到肚脐为止；维持该动作10秒钟后再恢复初始姿势，如此重复动作。每天做10～20次锻炼腹肌的小动作，就可以强健腹部肌肉，加大腰部的负重力。在腰部沉重、身体不适或之前运动过度的情况下，可以适当减少运动次数。以身体可承受为度。

# 背肌、腹肌运动

因为背肌和腹肌运动的动作很简单，所以您很容易会忽视一些细节，而这些细节就可能会导致您做出错误的动作，有时甚至会造成反效果。

## 背肌运动

取俯卧位，双腿伸直，双手伸直到头顶上方，放松呼吸，弯起手肘，肩膀上提，头和胸部不要抬起来。

肩膀上提，注意头和胸部不要抬起

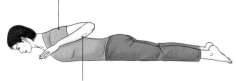

双肘屈曲抬起，保持前臂伸直的状态

## 错误的背肌运动

双手抱在头上会导致上半身反折

双脚抬起会对腰部肌肉造成很大负担

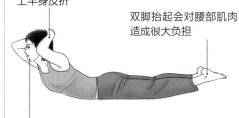

抬起下颌会让脊柱形成很大的弯曲

## 腹肌运动

取仰卧位，双腿膝关节并拢弯曲，双脚分开，双手放在腹部上；然后轻轻地抬起头部，同时让肩胛骨也稍微抬起，至眼睛看到肚脐即可。

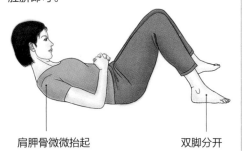

肩胛骨微微抬起　　　　双脚分开

## 错误的腹肌运动

抬起下颌会对腰部造成巨大负担

双腿伸直时，大腿肌肉也会用力，这样一来，对腹肌的锻炼作用就会减弱

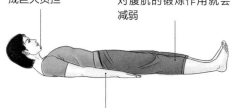

抬起上半身时，放在身体两侧的手会不自觉地抓住东西，以借力帮助身体抬起

115

# 54 骨盆矫正法 缓解腰部无力

很多时候，一般的上班族都会长时间地保持同一个动作，比如一直坐在办公桌前；保持同样的姿势久了就会使腰部感到无力、沉重，也会导致骨盆移位。所以做一些小动作来纠正骨盆的移位，是很重要的。

## ● 利用地面的骨盆矫正法

选择地板或较硬的地方，避免在床垫或沙发等较软地方进行操作；全身放松，平躺在地板上，双臂在身体两侧自然伸开，正常呼吸；在这种状态下，人体会感觉到腰部在微微上浮，悬在空中，脊柱在这个时候呈"S"形的弧线。然后腹部用力，脚上的力量放松，膝关节可以微微弯曲，让骨盆可以贴在地面上，此时会感觉到脊柱像棍子一样挺直。保持这个姿势10秒钟。每天做2次，长期坚持，就可以保持身体正常的曲线，预防脊柱弯曲。

## ● 利用墙壁的骨盆矫正法

站在离墙壁10～20厘米的地方，然后将上半身向后移动，靠在墙壁上，保证肩膀与臀部都完全贴在墙上。然后，腹肌，特别是下腹用力，减少腰部与墙之间的缝隙，用墙和腹肌来纠正背部的弧线。每天利用工作的空闲时间，每次做30秒，每天可做多次。做此动作时不要穿高跟鞋，赤脚或穿平底鞋的效果更好。如果您长期站着工作，采用这个姿势，就不会使腰部感到疲劳。

## ● 利用椅子的骨盆矫正法

与椅子保持40～50厘米的距离；面向椅子立正站好之后，双脚打开与肩膀同宽；然后双臂伸直，用双手握住椅子上的扶手；同时，一腿屈膝，一脚向后伸长至感觉疼痛时停住；保持这个姿势10秒钟，并慢慢呼气；左右腿交替着各做5次，可自己把握每天的次数。注意所选择的椅子的高度要保证人在屈腿扶着椅子时，双臂可与地面平行，并能承受一定的重量；另外，用墙壁来代替椅子也行。

# 骨盆矫正疗法

日复一日地维持同一个姿势，骨盆的移位就会加重人体的腰痛。下面这些动作可以让您随时随地地矫正骨盆，远离腰痛。

## 利用地面的骨盆矫正法

全身放松，平躺在地板上，双臂在身体两侧自然伸开；腹部用力，脚上的力量放松，膝关节微微弯曲，让骨盆贴在地上。

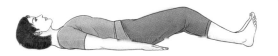

## 利用墙壁的骨盆矫正法

脚与墙之间有10~20厘米的距离；上半身后移，靠在墙上，让肩膀与臀部完全贴在墙上；下腹用力，减少腰部与墙中间的缝隙。

视线要与地面保持平行，才能保证上半身后靠时脚部不会移动

下腹要用力反缩

脚与墙之间保持10~20厘米的距离

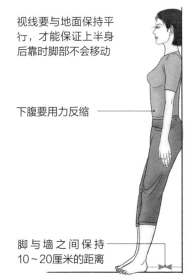

## 利用椅子的骨盆矫正法

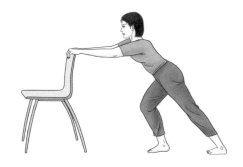

## 利用椅子的骨盆矫正法的步骤

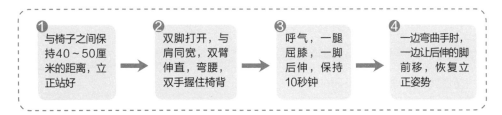

❶ 与椅子之间保持40~50厘米的距离，立正站好 → ❷ 双脚打开，与肩同宽，双臂伸直，弯腰，双手握住椅背 → ❸ 呼气，一腿屈膝，一脚后伸，保持10秒钟 → ❹ 一边弯曲手肘，一边让后伸的脚前移，恢复立正姿势

## 利用墙壁的骨盆矫正法的步骤

❶ 脚与墙之间留有距离，肩膀与臀部完全贴在墙上 → ❷ 上半身不动，腹肌用力，一只脚后移，让脚跟和大腿紧贴墙壁 → ❸ 保持上半身的姿势，另一只脚后移，双脚跟和腰部紧贴墙壁

# (55) 伸展运动 缓解腰部疲劳

伸展运动是一项简单而方便的身体保健运动。长期坚持这项运动，能增强身体的柔软度，使肌肉放松；还能促进身体各部位的血液循环，进而减少肌肉的受伤机会和酸痛情况，有效地预防腰背疼痛。

## ● 躺着做的伸展运动

躺着做伸展运动可以让人体全身的肌肉适度伸缩。它对突发性腰痛，因长时间站着或坐着所产生的疲劳等都有很好的缓解作用。

### ● 动作一：抬腿动作

身体仰卧，两眼向上平视，右腿伸直抬起，双手置于右腿膝关节的后部并夹紧；将膝关节向胸前靠拢，脚背尽可能地保持较大的弯曲状态；呼气的同时双肘部弯曲，牵拉上身和头颈部向前倾；保持10～15秒，重复2～3次。左腿按相同的方法做动作。

### ● 动作二：转动膝关节

身体平躺，两眼直视上方，放松肌肉，然后轻轻呼气；左腿屈膝90°，右手按在左腿弯曲的膝关节上，向右转动；同时保持左肩固定，不转动，头部偏向左侧，腰部跟着做最大幅度的转动；左右腿各做2～3次。此动作可以缓解人体在日常生活中积累的腰部无力、沉重感。

## ● 站着做的伸展运动

取站立姿势，双臂自然下垂，双脚打开与肩同宽，保持背部挺直；然后右腿前弓，左腿后屈。呼气的同时，身体尽可能地向右侧转动，左臂在头部上方向右做最大程度的伸展，肘部尽可能地伸直。左腿按相同的方法进行运动。

## ● 坐着做的伸展运动

腰部挺直，视线与地面保持平行，将双脚打开，坐在地板上。接着身体向前弯，尽量让手指触碰到脚趾尖，维持5秒钟左右，左右交替进行。如此便可以使支撑脊柱的左右背肌及脚部的肌肉得到伸展，从而缓解腰痛。

# 伸展运动疗法

适当地坚持做这些伸展运动，不仅能消除腰部的负荷，减轻身体的疲劳感，更有益于保持身体健康。

## 抬腿动作

身体仰卧，右腿伸直抬起；双手抱住右腿膝关节后部，将膝关节向胸前靠拢，脚背保持弯曲状态；呼气的同时双肘部弯曲，牵拉上身和头颈部向前倾。

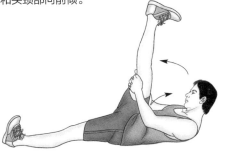

## 转动膝关节

身体平躺，两眼直视，放松肌肉，轻轻呼气，左腿屈膝90°；右手按在左腿弯曲的膝关节上，向右转动，腰部跟着做最大幅度的转动。

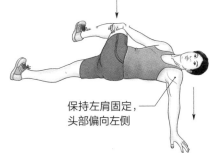

保持左肩固定，头部偏向左侧

## 站着做的伸展运动

右腿前弓，左腿后屈。呼气的同时，身体尽可能地向右侧转动，左臂在头部上方向右侧做最大程度的伸展。

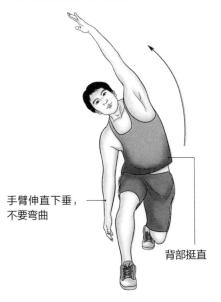

手臂伸直下垂，不要弯曲

背部挺直

## 坐着做的伸展运动

双脚打开，坐在地板上，身体向前弯，尽量让手指触碰到脚趾尖。此时如果脚背伸直，效果会更好。

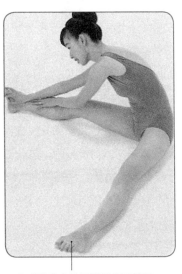

脚背伸直有助于增强伸展效果

# 56 俯卧位运动 缓解腰部沉重感

在缓解腰部疼痛的运动疗法中，不同体位锻炼的侧重点也有所不同。取俯卧位时，在动作的刺激下，人体腰背部的疼痛、疲劳、沉重等症状都会得到缓解。

## ● 方法一：俯卧伸展运动

患者俯卧，用双肘和前臂作为支撑，将上半身抬离床面；需要注意的是，在上半身抬起的时候，骨盆和双腿都不能跟着上抬；要有意地放松腰部肌肉，使腰部下陷；保持姿势5~10分钟。该方法对患有腰椎后方移位综合征和腰椎不稳定的患者有积极的治疗意义。

## ● 方法二：俯卧撑伸展运动

患者俯卧，双手掌心向下，放在床面，用力伸直双肘，将上半身抬离床面，同时腰部放松下陷，然后做俯卧撑运动5~10次。做每组俯卧撑的力度可适当加大，最后2~3次时，在终点的位置保持3~5秒钟。该方法有牵引作用，主要用于治疗人体的腰椎后方移位综合征和伸展功能不良综合征。

## ● 方法三：被动伸展运动

患者俯卧，头转向一侧，双上肢放在身体前侧。按摩者跨在患者身体两旁，双手掌根部放在患者疼痛腰椎节段的两侧，双手对腰椎疼痛部位施以柔和压力进行按压，随后立即松开。按此步骤重复做10~15次。注意每次加压的力度较前次有所增加。该方法主要用于治疗腰椎后方移位综合征引起的腰部沉重疼痛，对双侧腰部疼痛也有一定的疗效。

## ● 方法四：伸展位加压运动

患者俯卧，双上肢放在身体两侧。按摩者站在患者身旁，一只手的手掌根部放在疼痛腰椎的一侧，另一只手掌压在该手掌之上；上身前倾，双手肘伸直，双手掌缓慢地向腰椎一侧施压，达到极限后，再施加一次瞬间的、小幅度的、快速的猛力后放松。该方法对于腰部一侧沉重、疼痛的患者有一定的疗效。

# 俯卧位运动疗法

在俯卧位运动的刺激下，腰椎、背部肌肉的疼痛、疲劳、沉重等症状都能得到缓解，还能保持腰部的健康。

## 俯卧伸展运动

患者俯卧，用双肘和前臂作为支撑，将上半身抬离床面；放松腰部肌肉，使腰部下陷。

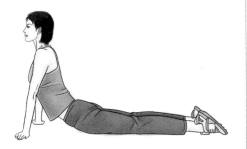

## 俯卧撑伸展运动

患者俯卧，双手掌心向下；用双肘支撑上半身，同时腰部放松下陷，做俯卧撑运动。

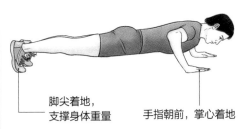

脚尖着地，
支撑身体重量

手指朝前，掌心着地

## 被动伸展运动

患者俯卧，头转向一侧，双臂放在体前。按摩者跨在患者身体两旁，双手掌根部放在患者疼痛腰椎节段的两侧，双手对称地施以压力。

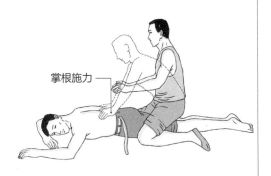

掌根施力

## 伸展位加压运动

患者俯卧，按摩者站在患者身旁，两手掌叠放在患者的疼痛腰椎一侧；然后按摩者上身前倾，双手肘伸直，双掌缓慢施压。

双掌根叠加施力

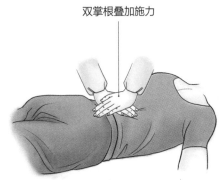

# 57 徒手牵引 治疗腰椎间盘突出症

徒手牵引治疗法是一种基于被动运动的治疗方法，在现代医学中已经被广泛应用于腰椎间盘突出症和其他腰腿病的治疗。临床证明，这种方法具有明显的疗效。

您可以在家人的帮助下完成这些徒手牵引动作，避免了来回跑医院的麻烦。自己在家就可以治疗腰椎间盘突出症了。

## ◉ 方法一：俯卧牵引

患者俯卧在床上，双腿伸直，使腰椎伸展。家人站在患者的脚部附近，双手紧握患者双脚脚踝处，然后沿下肢轴线方向进行牵引，直到患者感觉到腰部疼痛明显减轻，或患者身体开始在床面上滑动为止。为了增强牵引效果，在家人牵引的时候，患者可用手抓住床头或者两侧床边，这时家人需用更大的力量才能使患者身体在床面上滑动。这种方法能够使患者的腰椎在牵引时处于过伸状态，有利于腰椎间盘复位，从而达到缓解腰椎疼痛的效果。每次持续20～60秒钟，间歇牵引10～15次。每日2～3次。

## ◉ 方法二：仰卧牵引

患者仰卧在床上，双腿伸直，使腰椎伸展。家人站在患者的脚部附近，双手紧握患者双脚脚踝处，然后沿下肢轴线方向进行牵引，具体操作与方法一类似。为增强牵引效果，患者可以抓住两侧的床边。每次持续20～60秒钟，间歇牵引10～15次。每日2～3次。

## ◉ 方法三：腰椎牵引

患者仰卧在床上，双髋关节屈曲90°，双腿与床面垂直。然后弯曲双肘，前臂与地面垂直，双掌托住双髋，让腰椎尽可能地抬高；同时保持双腿伸直，头颈部紧贴地面，以此牵引腰椎。每次牵引20～60秒钟，间歇牵引10～15次。每日2～3次。该方法有利于增大患者的腰椎间隙，使其椎间孔逐渐加大，进而减轻神经根所受到的刺激和压迫。这样能有效地缓解腰部疼痛。

# 徒手牵引疗法

在家人的帮助下，完成这些动作可以帮助患者伸展腰椎，达到治疗腰椎间盘突出症的目的。

## 俯卧牵引

患者俯卧，双腿伸直，伸展腰椎。家人站在患者的脚部附近，双手紧握患者脚踝，沿其下肢轴线方向进行牵引。患者可抓住床头或床边两侧，以增强牵引效果。

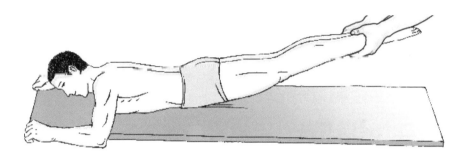

注：方法二的仰卧牵引与此方法类似，只要患者换成仰卧姿势即可。

## 腰椎牵引

患者仰卧，双髋关节屈曲90°，双腿与床面垂直。

然后弯曲双肘，双掌托住双髋，尽可能地抬高腰椎。保持双腿伸直，头颈部紧贴地面。

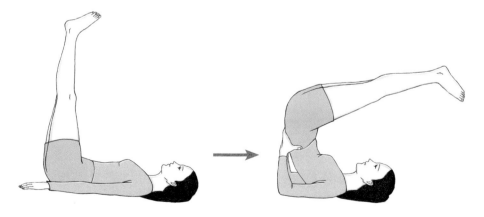

# (58) 支撑运动法 预防老年性腰椎骨折

老年人在受到轻度外伤，如摔倒、扭伤后，常常会出现腰椎压缩性骨折。最常见的原因是其骨质疏松，使骨密度减少。下面为您介绍几种支撑运动法，经常做它们对腰部会有很大的帮助。但老年人在练习的时候要注意力度，以免造成新的损伤，或累及颈椎。

## 方法一：仰卧抬臀运动法

患者仰卧，两眼直视上方，两上肢伸直放松，两膝弯曲并竖起。然后在呼气的同时尽可能地向上抬起臀部，使其尽量离开床面；注意膝关节不要向两旁张开，同时用脚跟着地，支撑身体；保持身体和骨盆、大腿部成一条直线，保持5秒钟后慢慢地放下臀部，反复做这一动作。根据肌力的增强，逐渐增加上抬臀部的时间。

## 方法二：5点支撑法

患者取仰卧位，双腿伸直，双臂自然地放在身体两侧；然后将双腿的膝关节屈曲，用双脚、头部和双肘支撑床面，共同用力，把臀部和腰背部尽量抬起，使其最大限度地离开床面。这时，人体如同一个“拱桥”，因此这一姿势也被称为“拱桥式”。保持3～10秒钟后轻轻放下，反复做5～10次。每日1～2次，坚持2～3周。

## 方法三：3点支撑法

在适应了5点支撑法之后，可练习3点支撑法。即在5点支撑法动作的基础上，让患者将双臂环抱在胸前，用头部和双脚支撑身体离开床面即可。

## 方法四：腰肌俯卧位锻炼法

### 动作一：

患者俯卧，将双手叠放于额头下方，双腿并拢伸直；呼气的同时，腰部和臀部用力保持双腿并拢，并最大程度地向上抬升；保持这一姿势3～10秒钟。

### 动作二：

患者俯卧，双腿伸直，将双臂放在身体两侧，自然伸直；然后将腹部贴在床面上，双臂抬起向后伸；同时也将上半身和双腿抬离床面，头部自然地前伸、平抬，不要过度抬起或垂下；保持这一姿势3～10秒钟后放下。反复做3～10次。每日1～2次，坚持3～4周。

# 支撑运动疗法

老年人在做这组动作的时候，要注意自己的身体状况；应在身体允许的范围内把握运动强度，以免造成误伤。

## 仰卧抬臀运动法

患者仰卧，两膝弯曲并竖起；呼气，并将臀部尽量向上抬起，膝关节不要张开；用脚跟着地，支撑身体。身体和骨盆、大腿部成一条直线。

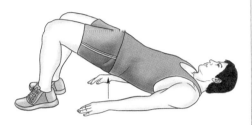

## 5点支撑法

患者仰卧，双膝关节屈曲；双脚、头部和双肘支撑床面，共同用力，把臀部和腰背部抬起，使其最大限度地离开床面。

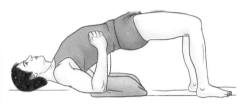

## 腰肌俯卧位锻炼法

**动作一**　患者俯卧，双手叠放于额头下方，双腿并拢伸直；呼气的同时，腰部和臀部用力；保持双腿并拢，并最大程度地向上抬升；保持这一姿势3~10秒钟。

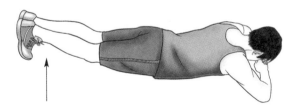

**动作二**　患者俯卧，双腿伸直，双臂放在身体两侧，自然伸直；然后将腹部贴在床面上，双臂抬起，向后伸；同时也将上半身和双腿抬离床面，头部自然地前伸、平抬，不要过度抬起或垂下；保持这一姿势3~10秒钟后放下。反复做3~10次。每日1~2次，坚持3~4周。

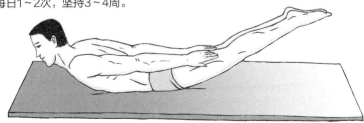

# （59）椅子操 办公族预防腰痛的方法

长时间坐在椅子上容易使人的腰背部肌肉紧张、痉挛，诱发腰背疼痛；而"椅子操"，就是把椅子作为"道具"，加上一些轻松的小动作来预防和缓解腰背疼痛的运动疗法之一。

办公室工作者的特点是长期坐在椅子上办公。接下来要给您介绍的就是针对这类人群的一组"椅子操"。

## ● 方法一：伸展腰背

取站立位，双腿伸直，双脚分开，略宽于肩；单手放在椅座上，另一只手叉腰；然后上半身向前倾，尽可能地放低肩膀，同时保持放在椅座上的手臂伸直。以"1、2、1、2"的节奏尽量拉伸身体；做10～20个节拍后，换另一只手进行；重复10次。

## ● 方法二：扭转腰部

取坐位，腰背部挺直，双肩尽量向后伸展，用力抬头挺胸，双髋、双膝均屈曲成90°；吸气，将左腿抬起，放在右腿上，然后缓慢呼气，用右手握住左膝；同时上身向左侧旋转至极限，让左手向后伸并抓住右侧的椅背，保持下肢姿势不动，保持该姿势10～15秒后回到起始位置；再按反方向进行。如此交替进行该动作。

## ● 方法三：伸展脊柱

取站立位，距离椅子0.5米，双脚并拢站直。身体前倾，弯腰，上身缓慢弯成90°，直至双手扶住椅背，使重心稳固；双眼平视前方。然后吸气，左腿伸直，向后方抬高，尽量高于头部；要注意膝关节保持平直，不可弯曲；保持该姿势3～5秒后，缓慢呼气，恢复初始位置。在这个过程中注意双手轻扶椅背，不要用力；双腿交替进行这一动作，重复10～15次。

## ● 方法四：后伸腰部

取站立位，站在椅背后面，双手扶住椅背，双脚分开，与肩同宽；然后以腰部为支点，向后方伸腰部，使腹肌紧张，背部肌肉放松；同时颈部后伸，头部自然下垂；双臂伸直，扶住椅背；保持这一姿势10～15秒，重复10～15次。

# 椅子操疗法

椅子操的动作简单方便，在办公室里利用工作之余的休息时间就可以轻松完成。常做椅子操，可让您拥有一个健康的腰部。

## 伸展腰背

取站立位，双腿伸直，双脚分开，略宽于肩；单手放在椅座上，保持手臂伸直，另一只手叉腰；上半身前倾。

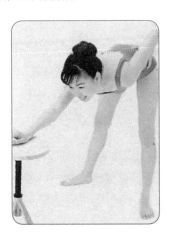

## 扭转腰部

取坐位，抬头挺胸，吸气，将左腿抬起，放在右腿上；然后呼气，用右手握住左膝；上身向左侧旋转，左手向后抓住右侧的椅背；保持下肢姿势不动。

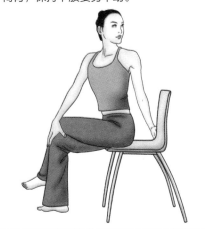

## 伸展脊柱

取站立位，距离椅子0.5米；双手扶于椅背，身体前倾，弯腰，同时一侧下肢向后上方伸过头顶；保持这一姿势3～5秒。

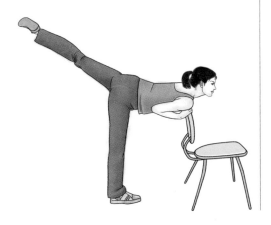

## 后伸腰部

取站立位，站在椅后；双手扶住椅背，双脚分开，与肩同宽；以腰部为支点，向后伸腰部；同时颈部后伸，头部下垂；双臂伸直，扶住椅背；保持这一姿势10～15秒。

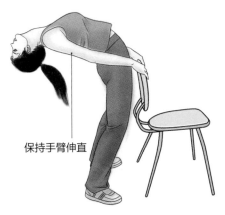

保持手臂伸直

# ⑥⓪ 体操运动 治疗腰椎间盘突出症

治疗腰椎间盘突出症的体操疗法有中国传统体操和现代健身体操2大类型。中国传统的体操疗法至今仍被广泛地应用于腰腿病的治疗和预防；而现代健身体操的方法更是多种多样，既方便又简单易学，也被人们所广泛采用。

八段锦、五禽戏、五行掌等都是大家所熟知的传统体操。在这里要为您介绍一些常用的现代健身体操，长期坚持锻炼，一定可以缓解腰部疼痛。

## ◉ 方法一：俯卧抬腿法

患者取俯卧位，两臂和腿部张开，呈放松状态。双腿伸直，双臂在头前方伸直，然后缓缓呼气；同时尽可能地向上抬起右臂和左腿，头部和颈部不要随着抬高；保持这一姿势5秒钟后放下。另一侧肢体按相同方法进行；重复3～10次，每日1～2次。

## ◉ 方法二：仰卧屈髋法

患者取仰卧位，双臂放在身体两侧，自然伸直下垂，双腿伸直；吸气时收腹，同时双腿慢慢抬起，髋关节尽量屈曲，头部和颈部不要抬起；保持这个姿势3～5秒钟后放松；然后慢慢呼气，让身体恢复到初始状态。重复做5～10次，每日1～2次。

## ◉ 方法三：屈髋摆腰法

患者坐在床上，双腿分开约45°；脚背伸直，垂直于小腿，双髋关节屈曲约90°。然后吸气，左臂屈肘，放在身后；同时弯腰，屈曲右臂，以触摸左膝关节，保持这一姿势3～5秒钟后放松；慢慢呼气，让身体恢复到初始状态。重复做10～20次，每日1～2次。

## ◉ 方法四：端坐触脚法

患者端坐在床上，双膝伸直，双臂在胸前平伸，与床面平行；吸气的同时做腹部收缩动作；然后向身体前方弯腰，尽力使双手触摸双脚，保持这一姿势3～5秒钟后慢慢呼气，放松并恢复到初始位置。然后再将右臂放在身后，左臂伸直，弯腰，让左手触摸右膝关节。如此双臂交替进行，重复做5～10次。

# 体操运动疗法

现代体操运动简单方便，能适应快节奏的生活。人们在短时间内就可以完成相关动作，达到缓解腰部疼痛的目的。

## 俯卧抬腿法

身体俯卧，两臂和腿部张开并伸直；呼气，同时尽可能地向上抬起右臂和左腿，头颈部不可随之抬高；保持这一姿势5秒钟后放下。

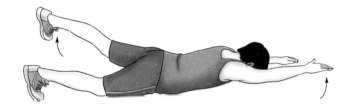

## 仰卧屈髋法

患者仰卧，双臂放在身体两侧，双腿伸直；吸气时收腹，双腿慢慢抬起，髋关节尽量屈曲；保持这一姿势3~5秒钟后放松。

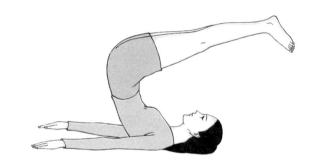

## 屈髋摆腰法

患者坐在床上，双腿分开约45°，髋关节屈曲约90°。吸气，左臂屈肘，放在身后；右臂屈曲，弯腰触摸左膝关节；保持这一姿势3~5秒钟后放松，恢复至初始位置。

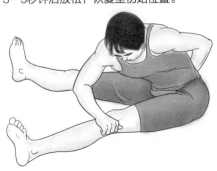

## 端坐触脚法

患者端坐，双膝伸直，双臂在胸前平伸；吸气时向前弯腰，使双手触摸双脚；保持这一姿势3~5秒钟后放松，恢复至初始位置。

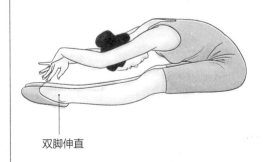

双脚伸直

# (61) 暖贴热敷 缓解腰部的紧绷、僵硬

人体在腰痛时，经常会觉得腰部紧绷、僵硬，但是日常的工作又没有办法让我们留在家里充分休息，这时候我们就可以使用市场上销售的暖贴片，在外出或上班的时候也可以轻松保护腰部。

## ◉ 暖贴热敷的优点

1.可祛除堆积在血液中的乳酸。

2.使用轻松，能长时间温暖患部。

3.热敷的同时不影响工作，适合工作时间紧张的人。

4.使用完扔掉即可，省时、省力。

## ◉ 注意事项

1. 暖贴的温度较高，不可直接贴在皮肤上，以免灼伤皮肤。

2. 睡觉时不要使用暖贴片，因为来回翻身容易使暖贴片剥落。

3. 如果患处发炎，使用暖贴片会让患处产生肿胀和疼痛加剧等情况。

4. 在使用时请严格遵循说明书的要求，小心使用。

### 贴在腰背部

贴在腰背部的疼痛部位，能使这一部位的温度升高，并能长期为腰部保暖，从而减缓疼痛。

### 贴在腹部

腰部疼痛时，也可以贴在腹部以刺激肚脐周围的穴位；针对女性生理痛造成的腰痛，效果尤为明显。

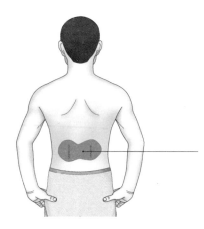

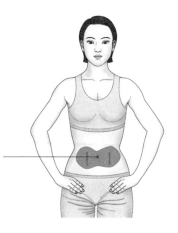

注意暖贴片要贴在内层衣服上，不要直接接触皮肤

# 62 自制热毛巾 缓解腰部的沉重无力感

针对慢性的腰部无力和沉重，我们在家里就可以自己制作热毛巾来进行热敷，这是最传统的热敷方法。借用热毛巾的热量使患处暖和起来，可减轻腰部的沉重无力感。每天可热敷2次，每次约15分钟即可。

## ◉ 热毛巾热敷的优点

1.可以自己调节温度，避免温度过高或过低。

2.此方法是从温暖身体内部开始，由内到外消除身体的疼痛。

3.可借助绳子或其他物品固定毛巾，不耽误做其他事。

4.这一方法还能达到放松精神的效果。

## ◉ 注意事项

1. 热毛巾不要直接接触皮肤。

2. 热毛巾中要保留水分，不可拧得太干。

3. 将毛巾放入塑料袋中时，袋口不要完全封紧。

4. 热敷时若感到腰部不适，要立刻停止。

### 热毛巾的做法

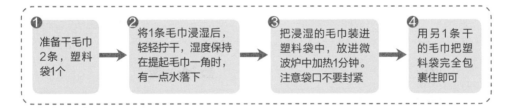

❶ 准备干毛巾2条，塑料袋1个

❷ 将1条毛巾浸湿后，轻轻拧干，湿度保持在提起毛巾一角时，有一点水落下

❸ 把浸湿的毛巾装进塑料袋中，放进微波炉中加热1分钟。注意袋口不要封紧

❹ 用另1条干的毛巾把塑料袋完全包裹住即可

### 热毛巾热敷的姿势

将热毛巾放在腰部正后方的中心位置处，人平躺在床上，热敷10分钟。

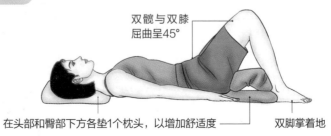

双髋与双膝屈曲呈45°

在头部和臀部下方各垫1个枕头，以增加舒适度

双脚掌着地

# (63) 泡脚疗法 针对冷体质者腰痛的治疗法

绝大多数的女性常常会因为体温过低而产生腰部疼痛，另外生理痛也是造成女性腰痛的一个原因。在这种情况下，利用泡脚的方式进行热疗，能很好地促进脚部血液循环，进而保证全身血液循环的顺畅，有效缓解腰部疼痛。

## ● 泡脚的优点

1. 可以温暖脚趾等最容易变冷的部位。

2. 突发性腰部疼痛者也可以使用，该方法不会快速提高腰部的温度。

3. 脚底的穴位也能得到热敷刺激。

## ● 注意事项

1. 热水如果太少，效果会不明显。

2. 尽量令房间内的温度和热水的温度相近。

3. 泡脚之后要保持脚部温暖，避免脚部变冷。

### 泡脚的步骤

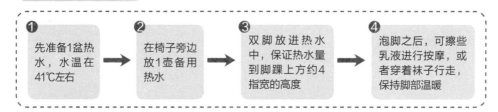

❶ 先准备1盆热水，水温在41℃左右

❷ 在椅子旁边放1壶备用热水

❸ 双脚放进热水中，保证热水量到脚踝上方约4指宽的高度

❹ 泡脚之后，可擦些乳液进行按摩，或者穿着袜子行走，保持脚部温暖

### 泡脚

泡脚的时候，一定要坐在椅子上。为了保证热水的温度，应在旁边放着备用热水，坚持泡20分钟。

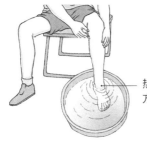

热水量要到脚踝上方4指宽的高度处

### 按摩保暖

泡完脚之后，因为脚尖的温度降低得很快，所以可擦些乳液或精油进行按摩，保持脚部温暖。

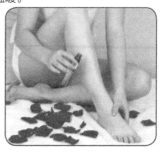

# ㉚ 生姜湿巾 针对腰部僵硬、疼痛的疗法

缓解腰部的僵硬、疼痛时，不仅可以使用热毛巾热敷及其他热敷方法，还可以在热毛巾里做一些"小手脚"，增强热敷的效果。这个"小手脚"就是制作"生姜湿巾"。因为生姜中的姜辣素可以刺激皮肤，促进疼痛部位的血液循环。

## ◉ 生姜湿巾的优点

1. 生姜汁可以延长热度的维持时间。

2. 它可以自己调节温度，避免温度过高或过低。

3. 此方法可让身体从内部先热起来，由内到外地消除疼痛。

4. 还能达到放松人的精神的效果。

## ◉ 注意事项

1. 湿巾不要直接接触皮肤。

2. 湿巾中要保留水分，不可拧得太干。

3. 热敷时若感到疼痛加剧，要立刻停止。

4. 将湿巾放入塑料袋中，袋口要完全封紧。

### 生姜湿巾的做法

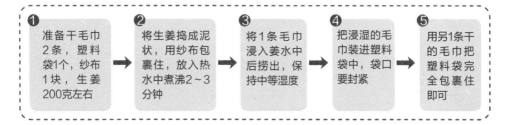

❶ 准备干毛巾2条，塑料袋1个，纱布1块，生姜200克左右 ➡ ❷ 将生姜捣成泥状，用纱布包裹住，放入热水中煮沸2~3分钟 ➡ ❸ 将1条毛巾浸入姜水中后捞出，保持中等湿度 ➡ ❹ 把浸湿的毛巾装进塑料袋中，袋口要封紧 ➡ ❺ 用另1条干的毛巾把塑料袋完全包裹住即可

### 生姜湿巾热敷的姿势

人体放松躺下，脚不要伸直，而是自然弯曲。头和脚下面各放1个枕头，将处理好的生姜湿巾放在腰背中间的下方，保持这个姿势，热敷15分钟左右。

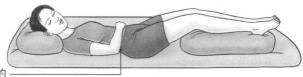

将生姜湿巾放在腰背中间的下方处

# 65 药敷熏洗 缓解腰痛

药敷熏洗是指在热敷的基础上加入中药，借助药性达到缓解腰痛目的的一种疗法。需要先由医生开出可以用来治疗病症的药方，然后才能进行药敷熏洗。相对于其他热敷方法，此法更具有针对性。

## ◉ 药敷熏洗的优点

1. 本方法是使身体从内到外发热来缓解疼痛。

2. 温暖身体的同时，中药的有效成分也得以渗入疼痛部位，从而发挥作用。

3. 针对病症开出的药方具有活血、通络、止痛的作用，能有效缓解腰部疼痛。

4. 该方法对缓解慢性腰痛和突发性腰痛都适用。

## ◉ 注意事项

1. 药方剂量的使用一定要遵循医嘱。

2. 温度和时间可根据自己的情况自行把握。

3. 使用过程中若出现皮肤过敏等不良现象，应停止使用。

4. 熏洗时注意皮肤可接受的温度，避免烫伤皮肤。

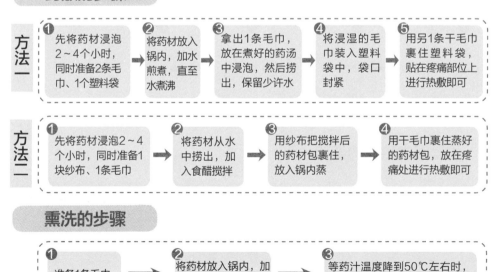

### 药敷的步骤

**方法一**
1. 先将药材浸泡2~4个小时，同时准备2条毛巾、1个塑料袋
2. 将药材放入锅内，加水煎煮，直至水煮沸
3. 拿出1条毛巾，放在煮好的药汤中浸泡，然后捞出，保留少许水
4. 将浸湿的毛巾装入塑料袋中，袋口封紧
5. 用另1条干毛巾裹住塑料袋，贴在疼痛部位上进行热敷即可

**方法二**
1. 先将药材浸泡2~4个小时，同时准备1块纱布、1条毛巾
2. 将药材从水中捞出，加入食醋搅拌
3. 用纱布把搅拌后的药材包裹住，放入锅内蒸
4. 用干毛巾裹住蒸好的药材包，放在疼痛处进行热敷即可

### 熏洗的步骤

1. 准备1条毛巾
2. 将药材放入锅内，加水煎煮，直至水煮沸
3. 等药汁温度降到50℃左右时，将毛巾浸水后擦洗疼痛处即可

# (66) 暖风刺激 缓解慢性腰痛

　　吹风机和电暖炉刺激的原理一样，都是通过其散发的热力增加疼痛部位的热度，使体温升高，从而缓解疼痛的。但要注意的是，这种从外部施加的热量很容易冷却，所以要对疼痛部位和衣服同时加热，这样才能维持热度的持久性。

## ● 吹风机、电暖炉刺激的优点

　　1. 使用方便，可直接作用于疼痛部位。

　　2. 能长时间持续加热。

　　3. 热度可自行控制。

　　4. 还能使腰背部的肌肉得到放松。

## ● 注意事项

　　1. 吹风机、电暖炉要放在离疼痛部位20厘米左右的位置。

　　2. 热风的强度不可过大，暖风就可以了。

　　3. 在使用暖风刺激的时候不仅要吹热疼痛部位，也要把衣服同时吹热。

　　4. 注意用暖风刺激的时间不宜过长，以免烫伤皮肤。

### 吹风机的使用

　　将吹风机放在离疼痛部位20厘米左右的斜上方，手也斜放在疼痛部位的上方，用暖风进行吹拂；对一个部位持续吹3~5分钟，然后从腰到臀依次吹拂。

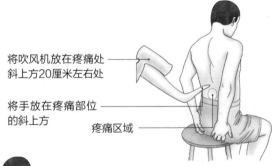

将吹风机放在疼痛处斜上方20厘米左右处

将手放在疼痛部位的斜上方

疼痛区域

### 电暖炉的使用

　　将电暖炉放在离身体30厘米左右的地方，将腰背部对着暖炉，以不会太热的温度烘20分钟左右。对左右两侧各烘7~8分钟就可以了。

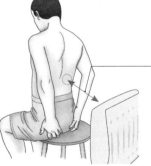

电暖炉距身体30厘米左右

注：加热腰带扣、手表等金属物品时容易造成烫伤，所以使用电暖炉时身上不能戴金属饰品。

# (67) 冰块冷敷 针对室内的突发性腰痛

前面介绍的方法都属于热敷的范畴，而且基本上都适用于缓解慢性的腰部疼痛，现在要介绍给您的则主要是针对突发性腰痛的治疗方法。刚发生突发性腰痛的时候，使用冰块或冰枕冷敷患处，能有效地抑制患处的肿胀或水肿，避免疼痛加剧。

## ● 冷敷的优点

1. 能够快速、有效地使突发性腰痛得到缓解。

2. 通过降低身体温度来防止水肿出现。

3. 同时也可以缓和情绪，让精神稳定下来。

## ● 注意事项

1. 根据自己的身体状况控制冷敷时间，不要冷敷过度。

2. 冷敷时若疼痛加剧，应立刻停止。

3. 1天中冷敷的时间加起来以1小时为限，不宜超过此限度。

### 冰袋的做法

❶ 提前冰冻好冰块，准备1个塑料袋和1条毛巾 → ❷ 将冰块放进塑料袋中，用皮筋扎紧袋口 → ❸ 塑料袋外用毛巾包裹好即可

### 冰袋冷敷的姿势

侧躺，然后把用毛巾包裹好的冰袋放在腰后疼痛处；一定要注意不能让冰块直接接触皮肤，冷敷15分钟就可以了。记得待毛巾冷却后要擦干身体，以免使腰部受凉。

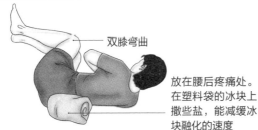

双膝弯曲

放在腰后疼痛处。在塑料袋的冰块上撒些盐，能减缓冰块融化的速度

### 冷敷的重点部位

冷敷时，可以用冰块的边角对重点部位进行重点按压；每个部位按压10秒，然后休息5秒，再按压下一个部位。反复做5次。

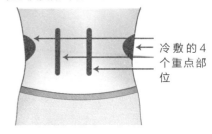

冷敷的4个重点部位

图解腰腿病特效自疗一学就会

# (68) 睡觉疗法 舒缓肌肉疼痛

好好地睡上一觉，对缓解人体肌肉的疼痛很有帮助。这既包括避免中午短暂的午睡，也包括夜晚的熟睡。它们可以及时让疲劳的肌肉放松下来，避免腰部疲劳的累积，自然也就减少了腰部疼痛的发作次数。

## ◉ 午睡的优点

1. 缓解肌肉半天的疲累，暂时抑制交感神经活动。

2. 舒缓大脑的疲劳，让人在午睡后可以更有精神地完成下午的工作。

## ◉ 午睡注意事项

1. 不要躺着午睡，避免午睡时间过长，睡20～30分钟为佳。

2. 午睡的最佳时机是在吃过午餐后到下午2点之间。

3. 将办公室的灯光调暗一点，播放一些舒缓的音乐，能使午睡的效果更好。

## ◉ 熟睡的优点

1. 舒缓劳累了1天的肌肉，恢复身体各部位的功能，保证身体各部位在第2天能更加有效地运作。

2. 让大脑得到充分的休息，使人的身心获得平静，精神得以放松。

## ◉ 熟睡注意事项

1. 睡觉前可以泡个热水澡，不宜睡太软的床垫。

2. 听一些舒缓的古典音乐，可以让精神安静下来。

3. 夏天开着空调睡觉时，要注意室温不能过低。

### 午睡的姿势

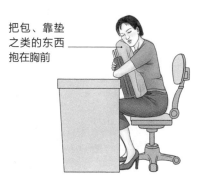

把包、靠垫之类的东西抱在胸前

### 熟睡的姿势

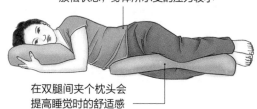

采取侧卧姿势，脊柱呈弓形；肌肉呈放松状态，身体所承受的压力较小

在双腿间夹个枕头会提高睡觉时的舒适感

本章看点

● 下肢的生理结构
用图解的方式，让您认识人体下肢的生理结构

● 膝关节的功能
用简单的语言，使您认识膝关节的结构和功能

● 引起下肢疾病的原因一
用通俗的语言，使您了解风湿、骨质增生等疾病对下肢的伤害

● 引起下肢疾病的原因二
用通俗的语言，使您了解坐骨神经痛、韧带损伤等病症对下肢的伤害

● 哪些人的下肢容易"生病"
介绍肥胖、肌肉衰弱、激烈运动、O型腿等与下肢疾病的关系

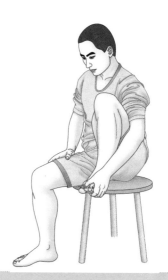

# 下　篇

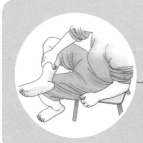

## 第五章

## 清楚认识您的下肢

　　人类走路、上下楼梯等，没有一样能离开下肢的参与。一旦下肢出现问题，人体就会出现酸痛、疲劳、腿痉挛等症状，严重困扰我们的生活和工作。保护好下肢，是我们刻不容缓的使命。请注意：当下肢出现上述症状的时候，是身体在向您发出求救的信号，此时您必须立即调整自己的生活方式，以减轻下肢的负担。

# 69 下肢的生理结构

人体下肢包括大腿、小腿、膝关节、踝关节、足部等。清楚认识人体下肢的生理结构，有助于更好地保护它，让它更好地为我们的生活服务。

## ● 腿部的结构

腿是人体重要的运动器官，其表面有丰富的肌肉、血管、筋膜、韧带和神经。大腿和小腿通过膝关节得以连接。

## ● 构成膝关节的4个骨骼

在人体下肢的结构中，具有屈曲功能的膝关节是最重要的组成部分。膝关节是由股骨、胫骨、腓骨、髌骨4个骨骼构成的。在关节的周围，由关节囊所包裹，里面充满了关节液。膝关节外侧的软骨就像海绵，可利用其易恢复原状的弹性吸收营养素。

## ● 下肢的肌肉

下肢的活动，离不开下肢肌肉的支撑。大腿和小腿肌肉可以辅助膝关节弯曲或伸直，还能协助身体，让其保持一定的姿势。但肌肉的力量会随着人的年龄增长而渐渐衰退，如果不注意保养，这些支撑着身体的重要肌力就会逐渐减弱，致使膝关节必须独自承受全身的重量，久而久之，膝关节就会产生酸痛的感觉。

## ● 踝关节的结构

踝关节是人体下肢的另外一个重要关节，由胫骨、腓骨下端和距骨滑车组成。胫骨下端向内和向下凸出的部分分别被称为内踝和后踝，腓骨下端的凸出部分被称为外踝。它们共同构成踝关节。

踝关节是参与人体负重的主要关节之一，其活动多，韧带多，关节面也多，很容易发生关节扭伤、韧带损伤、骨折或关节软骨损伤等，必须注意保护。

## ● 足部的结构

人体的足部由骨骼、关节、肌肉和结缔组织组成，包含内侧纵足弓、外侧纵足弓、横足弓3个足弓，这3个足弓共同支撑并维持着身体的平衡。一般而言，我们所说的扁平足就是指人体足部的内侧纵足弓塌陷或消失。

# 下肢的肌肉和足弓

认识和治疗下肢疾病，先从认识下肢的结构开始。下图所示为人体下肢的肌肉构成和足弓，以及足部的支撑点。

## 下肢的主要肌肉

人体下肢的活动，离不开肌肉的参与，这些肌肉主要有股四头肌、腘旁肌群、腓肠肌。

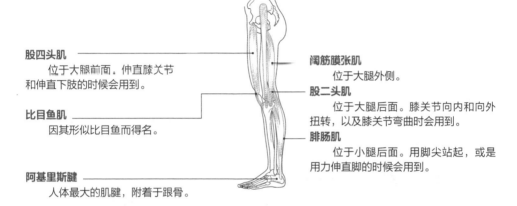

**股四头肌**

位于大腿前面。伸直膝关节和伸直下肢的时候会用到。

**比目鱼肌**

因其形似比目鱼而得名。

**阿基里斯腱**

人体最大的肌腱，附着于跟骨。

**阔筋膜张肌**

位于大腿外侧。

**股二头肌**

位于大腿后面。膝关节向内和向外扭转，以及膝关节弯曲时会用到。

**腓肠肌**

位于小腿后面。用脚尖站起，或是用力伸直脚的时候会用到。

## 足弓

足弓由内侧纵足弓、外侧纵足弓、横足弓 3 个足弓组成，它们各自对人体起着不同的作用。

## 足部的支撑点

人体的足部主要有 3 个支撑点，它们各自承受着人体不等的重量。

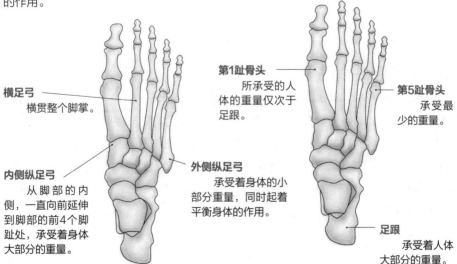

**横足弓**

横贯整个脚掌。

**内侧纵足弓**

从脚部的内侧，一直向前延伸到脚部的前4个脚趾处，承受着身体大部分的重量。

**外侧纵足弓**

承受着身体的小部分重量，同时起着平衡身体的作用。

**第1趾骨头**

所承受的人体的重量仅次于足跟。

**第5趾骨头**

承受最少的重量。

**足跟**

承受着人体大部分的重量。

# 70 膝关节的功能

膝关节是人体下肢中最主要的关节之一，起着支撑身体和协助下肢活动的作用；而膝关节的活动也离不开韧带和肌肉的作用。

## ●髌骨是下肢屈伸的重要组织

髌骨位于股骨的下端，又称"髌股关节"。在股骨下端的表面有浅沟，髌骨就是沿着这个沟在移动。髌骨的前面是凸形隆起，后面则被软骨所覆盖。外面附着有股四头肌，下面和左右则由股四头肌的3条韧带固定在关节上。

伸直脚时，位于大腿前面的股四头肌会收缩，从而牵引胫骨，使脚伸直。此时，髌骨还承担着帮助股四头肌牵引胫骨的责任。如果没有髌骨，股四头肌为了牵引胫骨，就需要多花30%的力量。

现在许多年轻人都有膝关节疼痛的情况，原因就是过度使用膝关节，造成软骨的代谢能力降低，进而使髌骨，尤其是软骨部分受到损伤。

## ●起缓冲作用的韧带和半月板

膝关节上有前十字韧带、后十字韧带、内侧副韧带和外侧副韧带这4条粗的韧带。前十字韧带具有阻止胫骨向前方移位、扭转的作用；后十字韧带具有阻止胫骨向后方移位的作用；内侧、外侧副韧带，在保护膝关节两侧稳定的同时，还具有固定半月板，以控制膝关节活动的作用。

半月板，位于人体的股骨和胫骨之间，是分散加在关节面的压力、缓和冲击的软骨。半月板像2个英文字母"C"相向，以韧带强力连接。除了扮演"缓冲垫"的角色，半月板还具有润滑关节的作用。

## ●与膝关节相关联的肌肉

除了髌骨、半月板、软骨，位于膝关节外侧的肌肉也十分重要。这些肌肉主要包括伸直膝关节的肌肉群、弯曲膝关节的肌肉群2部分。伸直膝关节的肌肉群，即位于大腿前方的股四头肌；弯曲膝关节的肌肉群，即位于大腿后方的屈膝肌群。此外，下肢的重要肌肉还有小腿肚上的小腿三头肌，即腓肠肌和比目鱼肌的合称。

以上这些肌肉群具有稳定膝关节、协助膝关节活动的作用。一旦这些肌肉开始衰弱，人体的膝关节和下肢就会出现相应的病症。

# 膝关节的结构

人体膝关节的功能与它的结构有着密切的关系。下面介绍一下膝关节的韧带，以及膝关节的重要组成部分——半月板的结构。

## 膝关节周围的韧带及其功能

膝关节周围的韧带环绕在 4 个不同的方向周围，共同支撑着膝关节，可以防止关节朝其他方向移位或过度倾斜。

**正面**

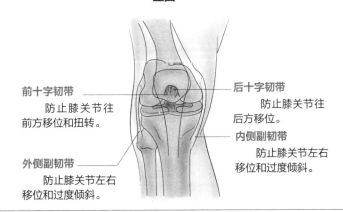

前十字韧带
防止膝关节往前方移位和扭转。

外侧副韧带
防止膝关节左右移位和过度倾斜。

后十字韧带
防止膝关节往后方移位。

内侧副韧带
防止膝关节左右移位和过度倾斜。

## 半月板的结构

半月板具有稳定膝关节、分散膝关节的负荷、润滑膝关节的作用。正由于半月板的存在，才保证了膝关节常年负重运动却不致受到损伤。

**正面**

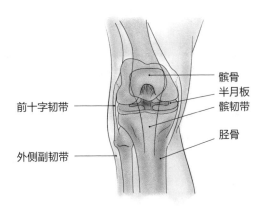

前十字韧带

外侧副韧带

髌骨
半月板
髌韧带
胫骨

# ㉛ 引起下肢疾病的原因一

引起人体下肢发病的原因多种多样，如风湿病、骨质增生症、半月板损伤等。一些容易出现膝关节和下肢疼痛、僵硬的人更容易受伤。

## ◉风湿病

风湿病是引起下肢疾病的一个主要原因，它是关节滑膜上出现的慢性的炎症。滑膜一旦发炎，各种炎症因子就会从中释出，破坏骨骼或软骨。如果炎症不断反复发作，最终会使关节完全失去功能，无法弯曲和伸直。风湿病的男女发病比例为1∶4，由风湿病所引起的下肢疾病常表现为原因不明的关节疼痛、肿胀、僵硬。

## ◉骨质疏松症

骨质疏松症就是骨骼变得疏松、脆弱，表现为人的身高减少、背部弓起。骨质疏松症的患者容易跌倒和骨折。引起骨质疏松症的原因有高龄、钙质不足、运动不足、维生素D不足等。骨质疏松症的女性患者多于男性。女性的骨质一般从40岁开始疏松；80岁的人中，每3人中就有2人患此疾病。预防方法是，从年轻时起就要注意储存骨钙，延缓钙质的流失速度；还要注意不要吸烟，也不能喝过量的咖啡。

## ◉骨质增生症

骨质增生症是指骨关节边缘增生骨质。该病好发于脊柱及其他负重关节，是关节的生理性退行性变化。其发生与人的年龄、关节创伤或退变等因素有关，常见于中老年人。从本质上说，骨质增生是骨关节为适应变化而发生的防御反应，它可以使失稳的关节、脊柱趋于稳定。但如果增生的骨质对周围的神经、血管及其他结构产生压迫时，就会使人出现疼痛等症状。

## ◉半月板损伤

半月板位于股骨和胫骨之间，负责分散来自膝关节的压力，使关节的动作圆滑、顺畅。由于半月板几乎没有再生的能力，所以它在受伤之后就无法再恢复。运动、衰老、跪坐过度是人体膝关节产生疼痛的主要原因。

半月板对扭转动作的应变能力较弱，所以，当人体重复做扭转膝关节的动作时，半月板的受伤概率就会大大提高。

图解腰腿病特效自疗一学就会

# 骨质增生与半月板损伤

骨质增生和半月板损伤是引起下肢疾病的重要原因。下图所示为正常关节和因骨质增生而导致病变的关节，以及半月板受损的情况。

## 正常关节与骨质增生的关节的对比

骨质增生是骨关节的一种退行性变化，又称"骨性关节炎"。由于骨头会增生成尖刺状，所以骨质增生俗称"骨刺"。

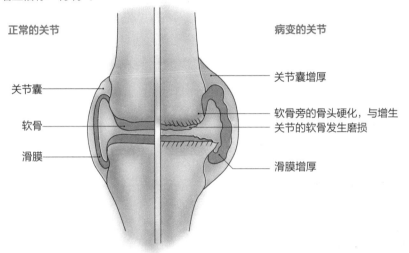

正常的关节

病变的关节

关节囊

软骨

滑膜

关节囊增厚

软骨旁的骨头硬化，与增生关节的软骨发生磨损

滑膜增厚

## 半月板损伤的种类

半月板损伤是造成下肢疾病的一个重要原因。常见的半月板损伤种类有以下几种：

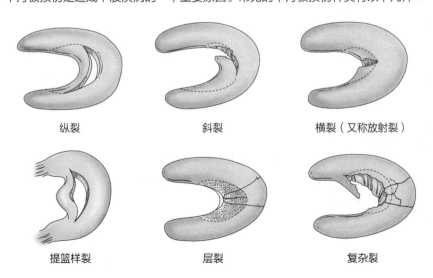

纵裂

斜裂

横裂（又称放射裂）

提篮样裂

层裂

复杂裂

# (72) 引起下肢疾病的原因二

关节发炎、韧带损伤等也是引起下肢疾病的重要原因。此外，人体在运动过量后肌肉容易酸痛；坐骨神经痛会牵引整个下肢出现疼痛的症状；幼儿、青少年生长过快也会出现下肢疼痛。

## ●坐骨神经痛

坐骨神经是指从腰椎到骶椎的各椎骨之间所发出的神经束，它是人体最粗大的神经束，从腰部经过臀部，一直行至下肢。当坐骨神经的根部受到压迫或发炎时，就会使人产生疼痛；这种疼痛不只存在于腰部，还会放射至小腿肚、脚底等部位。如将一脚抬高不足60°时就出现下肢的放射痛，即为坐骨神经痛。

## ●变形性膝关节症

变形性膝关节症是引起膝关节疼痛的最主要原因，多因膝关节的退行性改变所致；而骨折和扭伤也可引发疼痛。随着年龄的增长，人体的肌肉开始衰退，关节周围的软骨组织也开始衰退，逐渐丧失弹性；相应地，膝关节的功能也会减弱。人在下楼梯时会有强烈的痛感，开始行走或走长路后疼痛会加重。

## ●韧带损伤

膝关节的前后左右，由被称为韧带的组织支撑着。韧带具有伸缩性，可以帮助身体完成很复杂的动作。如果韧带失去了伸缩性，就会伸展过度，导致骨头之间发生撞击，从而产生疼痛的感觉。如果韧带本身被撕裂，膝关节一动就会产生剧烈疼痛。

## ●延迟性肌肉酸痛症

一般发生在体育锻炼24小时后，常表现为肌肉酸痛、僵硬。轻者仅有压痛；重者肌肉肿胀，活动受限。此症的发生原因是骨骼肌的激烈运动或肌肉的过度使用。一般在24~72小时酸痛达到极限，5~7天后疼痛自动消失。

## ●幼儿、青少年生长痛

少数儿童在生长发育的过程中会出现短暂、间歇性的肢体疼痛，以下肢较为常见，这被称为生长痛。其发病年龄有2个高峰期，即3~5岁和8~12岁。发病与人体在生长高峰期时的软组织结构相对缩短有关。

# 下肢的坐骨神经支配

坐骨神经痛是下肢比较常出现的一种疾病，下图所示为支配人体下肢的坐骨神经。了解这些神经，对认识坐骨神经痛很有好处。

## 下肢的坐骨神经支配

坐骨神经发生病变后，疼痛会沿坐骨神经通路，即腰、臀部、大腿后、小腿后外侧和足外侧向下放射。

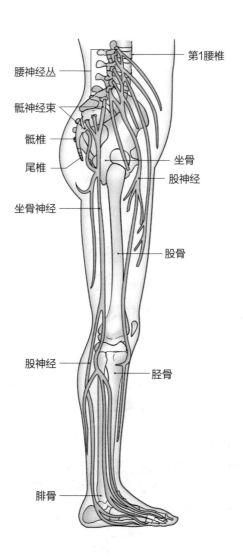

腰神经丛

骶神经束

骶椎

尾椎

坐骨神经

股神经

腓骨

第1腰椎

坐骨

股神经

股骨

胫骨

# （73）哪些人的下肢容易"生病"

下肢的发病与某些因素有关，如肥胖、衰老、过度运动、O型腿等。为了下肢的健康，我们应该做好保健工作，尽量预防这些病变。

## ●肥胖的人

肥胖是引起下肢疾病的一个重要原因。研究表明，人在走路时，会对膝关节造成约为体重3倍左右的压力，上下楼梯时会对膝关节造成约为体重7倍左右的压力。所以，人的身体越肥胖，对膝关节造成的压力也就越大。如果长期维持这种状态，膝关节就很容易变形。

如果不能使自己保持标准身材，至少也要让自己的体重维持在一个标准的数值范围内，才能起到保护下肢、预防下肢疾病的效果。

## ●O型腿的人

80%以上的变形性膝关节症患者都是O型腿。正常人的脚稍有X型倾向，从髋关节向着脚踝，以垂直向下的负重线经过膝关节的中央，通过整个膝关节支撑身体。但O型腿的人的负重线偏向内侧，会对膝关节内侧形成强大的压力，使人体下肢重心不稳和失去平衡，从而使膝关节的内侧磨损变形。有O型腿的人，可以尝试步行法，以锻炼下肢的肌肉。步行对于缓解O型腿和预防变形性膝关节症很有好处。

## ●肌肉衰弱的人、姿势不良的人

肌肉或韧带如果开始衰弱，关节的稳定性就会受到影响，进而引起关节的磨损、变形。尤其是股四头肌衰弱的话，会使膝关节的屈伸和脚的活动功能受到影响。如果肌肉衰弱的人再采取不良姿势的话，就会加速肌肉的衰弱，给肌肉造成极大的负担。预防的方法是经常做活动下肢的运动，并养成正确的姿势。

## ●进行激烈运动的人

虽然运动可以锻炼肌肉，但激烈的运动会对下肢肌肉和膝关节造成伤害，所以，人在锻炼时必须遵循正确的方式：运动量要由小渐大，运动方式要有益于健康，运动时要以享受的心情进行。做到了这些，您就能保护好自己的下肢了。

# 膝关节的负重

　　膝关节是下肢的重要组成部分。下肢许多疾病的出现，如O型腿，都与膝关节的负重和变形有关。

## 上下楼梯时膝关节的负重

　　上楼梯时，膝关节平均弯曲 50°；下楼梯时，膝关节平均弯曲 65°。在这个过程中，会给膝关节增加约 7 倍体重的压力。

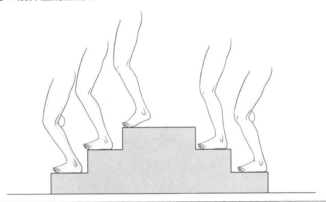

## 加在O型腿上的负担

　　正常人的腿和 O 型腿所承担的重量是不同的。如图所示：

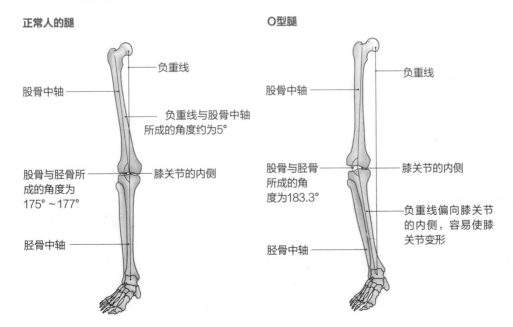

**正常人的腿**

负重线

股骨中轴

负重线与股骨中轴所成的角度约为5°

股骨与胫骨所成的角度为175°～177°

膝关节的内侧

胫骨中轴

**O型腿**

负重线

股骨中轴

股骨与胫骨所成的角度为183.3°

膝关节的内侧

负重线偏向膝关节的内侧，容易使膝关节变形

胫骨中轴

本章看点

- 做家务的时候
  告诉您在做家务时保护下肢的小窍门
- 睡觉的时候
  告诉您在睡觉的时候保护下肢的小窍门
- 起床的时候
  告诉您起床的时候保护下肢的小窍门
- 用餐的时候
  告诉您用餐的时候保护下肢的小窍门
- 上厕所的时候
  告诉您在上厕所时保护下肢的小窍门
  ……

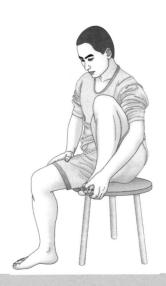

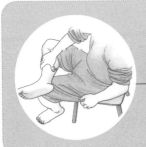

# 第六章
## 保养下肢的小诀窍

　　许多人平时不注意对下肢进行保护，等到下肢出现疾病的时候才追悔莫及。其实，只要我们在平时的生活中注重一些小细节，如在起床、睡觉、洗漱、上厕所、做家务时讲究一些技巧，就可以预防下肢的病变。

# ⑦④ 做家务的时候

许多人在做家务的时候养成了一些不良习惯，这些不良习惯会时刻伤害着我们的身体，也使我们的下肢受到伤害。改掉这些不良习惯，就是在保护我们的下肢。

## ◉洗碗时

如果下肢疼痛，可在洗碗池前放1个约10厘米高的踏台，洗碗时把出现疼痛一侧的脚踏在上面。这样可以减轻疼痛一侧下肢的负担，洗碗时也比较轻松。

## ◉打扫时

在擦窗户或做其他清洁工作的时候，如果采取弯腰的姿势来支撑全身的重量，会对下肢造成很大的负担。所以，在做清洁工作时应选择不用弯腰、挺直脊背就能打扫的拖把或专用清洁工具。如果吸尘器不够长，可接上延长管。

清扫房间时还要注意保持身体平衡。如果总是用同一只手拿着扫帚或吸尘器，身体会很容易歪曲，所以要每隔几分钟就换一次手。

## ◉放东西时

餐具和打扫用具等经常用到的东西，应该放在轻松就能拿到的地方。较高的地方或是必须蹲下去才能拿到东西的地方，适合放一些不常使用的物品。

## ◉晾衣服时

把洗好的衣服放在不用弯腰就能够拿到的位置，这样就避免了重复蹲下去和站起来的动作。位置的理想高度应该是与腰齐平，这样干起活来也会比较轻松。

## ◉熨衣服时

采取站立、弯腰或坐在地板上的姿势熨衣服，会给下肢带来持续性的负担。如果要长时间熨衣服，最好把桌子当作熨衣台，坐在椅子上慢慢地熨。

# 做家务时保护下肢的技巧

日常生活中，应时时注意保护下肢。做家务的时候如果不注意，就很容易伤到下肢，所以要注意以下一些技巧。

## 利用踏台减轻患肢的疼痛

洗碗时，把疼痛一侧的下肢放在有适当高度的踏台上，可减轻患肢的疼痛。

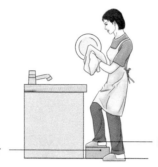

约10厘米高的踏台

把疼痛一侧的下肢放在踏台上

## 晾衣服时避免重复弯腰

为了避免重复弯腰的动作，可把洗好的衣服放在较高的位置。晾衣绳也不要太高，以免人在踮脚后对下肢造成伤害。

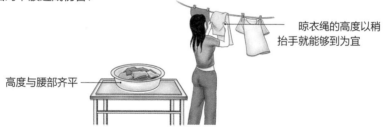

晾衣绳的高度以稍抬手就能够到为宜

高度与腰部齐平

## 清洁用具要足够长

选择足够长的清洁用具，可避免弯腰对下肢和腰部造成伤害。做清洁工作时，还要注意保持身体的平衡。

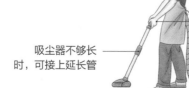

双手握住吸尘器，可避免身体不平衡

吸尘器不够长时，可接上延长管

# 75 睡觉的时候

睡觉的时候是保护下肢的最好时机，但要注意一些技巧：首先，要选择让自己最舒适的姿势；其次，不要睡在地板上，尽量睡在床铺上；选择的被子也要轻巧。

## ●选择舒适的姿势

睡觉的时候要选择舒适的姿势，这样可以起到保护下肢的效果。如果下肢有疼痛的感觉，可以将疼痛一侧的肢体轻轻屈起，把1条卷好的毛巾垫在下面，这样睡觉时就会比较轻松。有时候，轻轻弯曲膝关节后，疼痛会变得剧烈，这时，可以把疼痛一侧的肢体立起，倒向外侧或内侧，将不痛的那一侧的肢体自然弯曲着睡觉。

## ●床具的选择

首先，要睡在床铺上，不要睡在地板上。这是因为地板太硬，睡觉时会对膝关节造成很大的负担，早上起床时，身体会有酸痛的感觉，而睡在床铺上则不会有这种感觉。其次，要注意被子的重量，比较轻巧的被子在睡觉时不会给人造成负担，而会给人带来舒适的睡眠。

### 睡觉时将膝关节屈起

将疼痛一侧的肢体轻轻屈起，把1条卷好的毛巾垫在下面，这样睡觉时就会感到比较轻松。

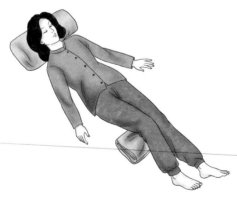

### 弯曲疼痛的膝关节

膝关节轻轻弯曲后，疼痛如果变得剧烈，可以把疼痛一侧的肢体立起，倒向外侧或内侧，而将不痛的那一侧的肢体自然弯曲着睡觉。

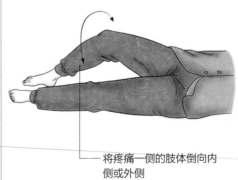

将疼痛一侧的肢体倒向内侧或外侧

# ⑺6 起床的时候

起床的时候如果姿势不当，就会对下肢造成伤害，因此，在起床之前最好先在床上活动一下肢体，使身体由静态到动态有一个自然的过渡。不要突然用力翻身跃起。

## ◉屈伸下肢

将被子拿开，保持自然呼吸状态；用双手抱住膝关节，以这个姿势维持2～3秒钟，然后再慢慢地把双脚伸直。重复这个动作5～6次。注意：双手抱住膝关节时，膝关节不要触碰到胸部，然后在不致疼痛的范围内，将膝关节弯曲和伸直。如果感到疼痛，就把手放开，左右交替着将膝关节轻轻弯曲、伸直即可。

## ◉旋转下肢

上身自然伸直，下肢弯曲；双腿同时倒向左侧，然后再转向右侧，如此左右各重复5次。注意：如果在倒向其中一侧时有疼痛的感觉，就往不痛的方向运动，再回到原来的位置。重复做这一动作7～8次。

| 屈伸下肢 |
| --- |

每天做屈伸下肢的动作，不仅可以预防下肢疾病，对于已发疾病也有积极的治疗效果。

| 旋转下肢 |
| --- |

双下肢弯曲，朝左右两侧旋转。每天重复这一动作，对下肢的保健很有好处。

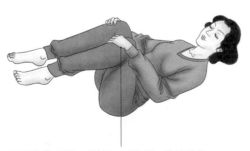

双手抱住下肢，维持2～3秒后，将膝关节伸直，重复这一动作5～6次

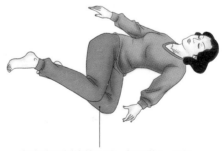

朝左右两侧旋转下肢，每天做7～8次

# (77) 用餐的时候

用餐的时候最好坐在椅子上。跪坐会造成体内血液循环不良，也会对膝关节造成很大的负担。

## ●理想的椅子高度

理想的椅子高度应该是：人坐在椅子上，膝关节弯曲成90°时，脚掌刚好可以踏在地板上。如果膝关节还没屈曲到90°，脚就已经踏到了地板上，说明椅子太低；如果膝关节屈曲到90°时，脚还没有踏到地板上，说明椅子太高。

## ●避免跪坐用餐

人在跪坐或盘坐着用餐时，下肢会过度屈曲，这种姿势不仅会使体内血液循环不良，对膝关节造成很大的负担，还会让人感觉不适，使用餐变成一种负担。

### 让膝关节感觉舒适的椅子

合理利用椅子，可以有效地保护我们的下肢。理想的椅子应该符合以下标准：

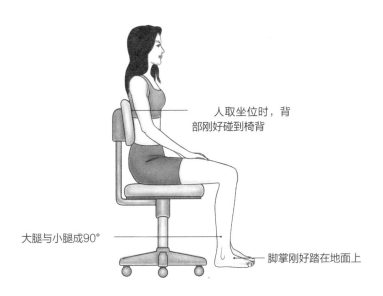

人取坐位时，背部刚好碰到椅背

大腿与小腿成90°

脚掌刚好踏在地面上

# ⑦⑧ 上厕所的时候

许多人上厕所时都有"马拉松"（长时间如厕）的习惯，这可不是一个好习惯。长时间如厕不仅会影响身体的血液循环，还会对下肢造成伤害。除此之外，人在上完厕所后起身时也要讲究一些技巧，时时注意对下肢的保护。

## ●选择坐式马桶

若选择蹲式马桶，光是蹲的姿势，就会给下肢带来很大的负担。特别是在起身的时候，人所用的力气比坐式马桶要大很多。因此建议选用蹲式马桶的家庭改用坐式马桶，患有慢性膝痛的患者更要如此。目前市场上有一种非常方便的马桶座，只要把这种马桶座覆盖在蹲式马桶的上面，就可以使之变成坐式马桶。

## ●起身时要讲究技巧

人在从下蹲到站起的过程中，会对膝关节造成很大的负担，所以，如果厕所内装有扶手，起身时就可以借助扶手慢慢地站起；如果没有扶手，则要用手扶着墙壁慢慢地站起来。理想的扶手位置是坐在马桶上就可以轻松够到，位于腰和肩膀之间的位置最佳。

### 选择"L"形扶手最理想

位于腰和肩膀之间的"L"形扶手，人坐在马桶上就可以轻松够到，能够帮助如厕后的您轻松站起。

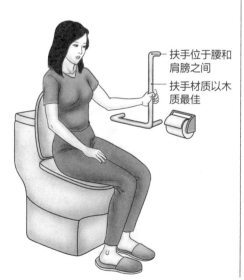

扶手位于腰和肩膀之间

扶手材质以木质最佳

### 手扶墙壁站起

没有扶手时，可以用手扶着墙壁站起来，通过手臂用力来分散下肢的受力。

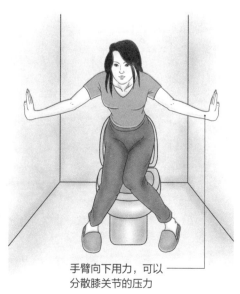

手臂向下用力，可以分散膝关节的压力

# ⑲ 外出的时候

出门在外，也要注意对下肢的保护。所穿着的服饰不仅要舒适，还要能够保暖；鞋子要合脚，利于步行；要注意正确的步行姿势；还要给自己留出充足的时间，避免慌张地跑动。

## ●服饰的选择

首先，为了避免下肢着凉，最好穿长裤和保暖内裤。尤其当膝关节出现疼痛症状时，或是有慢性膝痛的人，最好不要穿裙子等露出下肢的服装，在有空调的房间中更要注意。

其次，选择舒适的鞋子。鞋子要合脚，鞋底要有一定的硬度和厚度。最好是脚在穿上鞋子之后，脚尖可以在鞋内轻轻晃动。

最后，采取正确的步行姿势。正确的步行姿势应该是先以脚跟着地，再以脚尖离地。

## ●给自己留出充裕的时间，避免慌张地急跑

人在步行时，加在膝关节上的负担是自己体重的2～3倍，而跑的时候则多达4～5倍。因此，在日常生活中，无论做任何事情都不要把时间排得太紧，避免慌张地乱跑。

### 选择适合步行的鞋子

理想的适合步行的鞋子应该符合以下要求：

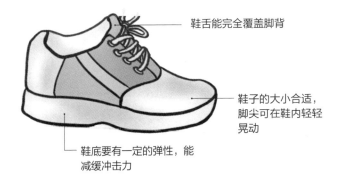

鞋舌能完全覆盖脚背

鞋子的大小合适，脚尖可在鞋内轻轻晃动

鞋底要有一定的弹性，能减缓冲击力

> **爱心提示**
>
> 人的脚到下午时会肿胀一些，所以买鞋的最佳时间应该是傍晚。如果买完新鞋的第二天感觉鞋子有些松，可以通过增加袜子的厚度和垫高鞋垫的方法来进行调整。

# ⑧⓪ 上下楼梯的时候

在上下楼梯的时候，应尽量充分利用楼梯的扶手，避免把身体的重量全部加在下肢上。当一侧下肢疼痛时，上下楼梯时就更要讲究方法。

## ●充分利用楼梯的扶手

前面我们说过，人在上下楼梯时会给膝关节造成约7倍体重的压力。为了减少膝关节的负重，我们在上下楼梯时就要尽量利用楼梯的扶手。

如果楼梯没有扶手，可利用拐杖等来代替楼梯扶手，以减轻上下楼梯时给下肢造成的负担。

## ●上下楼梯的正确方法

当一侧下肢疼痛时，可以在手扶住楼梯扶手的同时，先移动不痛的下肢往上走一层，再移动疼痛的下肢，使双脚并列着放于楼梯面上。重复这样的动作，慢慢地爬上楼梯。

下楼梯时，则先移动疼痛的下肢，再移动不痛的下肢，这样可减轻疼痛一侧下肢的负担。

### 一侧下肢疼痛时

当一侧下肢疼痛时，上下楼梯时应按照下列步骤进行，可减轻疼痛一侧下肢的负担。

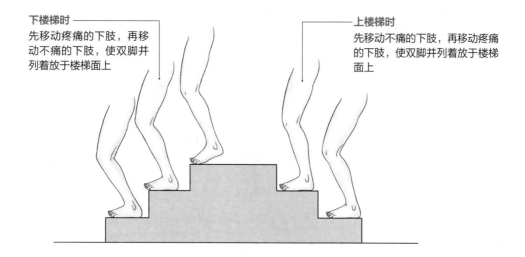

下楼梯时 ———
先移动疼痛的下肢，再移动不痛的下肢，使双脚并列着放于楼梯面上

上楼梯时 ———
先移动不痛的下肢，再移动疼痛的下肢，使双脚并列着放于楼梯面上

159

# (81) 步行困难的时候

人在步行有困难的时候，要善于利用适合自己的道具。如使用拐杖和手推车辅助步行，或用骑自行车代替步行等。

## ●利用拐杖辅助步行

在日常生活中，许多人不愿意使用拐杖，尤其是年轻人。但是如果一直忍着疼痛步行，久而久之就可能导致下肢疾病恶化，甚至可能会到无法行走的地步。

## ●使用手推车帮助步行

如果借助拐杖步行，患处却越来越痛，这时，建议您在外出时使用手推车，这样可以帮助支撑身体的重量，不需费多大力气就可以轻松行走。

## ●借助自行车代替步行

如果有的人只是膝关节疼痛，妨碍步行，这时可利用自行车代替步行。我们的推荐是"淑女型"自行车。这种自行车在骑乘时不需要大幅度弯曲膝关节，非常适合膝关节疼痛的患者。如果平时经过的地区有许多斜坡，则最好使用电动自行车出行。

### 自行车的最佳高度

骑自行车时，自行车的坐垫的高度要调到最佳，才不至于对膝关节造成伤害。那么，多高的坐垫才算最佳呢？

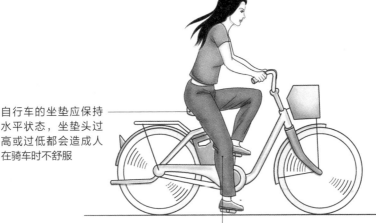

自行车的坐垫应保持水平状态，坐垫头过高或过低都会造成人在骑车时不舒服

自行车的坐垫的最佳高度应是：当自行车的脚踏板被踩到最低处时，人体的膝关节应处于微屈状态

# ㉘ 拿东西或抱婴儿的时候

许多人在拿东西或抱婴儿时会有一些不良习惯，如能改掉这些坏习惯，就是对我们下肢的最好保护。

## ● 行李要分双手拿

一手提行李或购物袋很容易使身体倾向一侧，这时应把东西分成2个袋子，用双手来提，这样身体左右两侧重力均等，身体也容易保持平衡。另外，使用双肩背包也是一个不错的选择。

## ● 采取正确的姿势

许多人从地上拿东西，抱婴儿或宠物时，喜欢弯腰将其抱起（拿起），这一动作不仅容易使人一不小心扭到腰，还会对下肢造成很大的负担。正确的姿势应是：走到婴儿旁边，完全蹲下后再把婴儿抱起。在这一过程中，双脚要与肩同宽。

带婴儿外出时，应尽量利用婴儿车。一个人背着婴儿就如同在背上负重行走一样，会对膝关节造成很大的负担。即使是将婴儿抱在手上也同样有负担；而且长时间抱着婴儿，会影响手臂的血液循环。

第六章 保养下肢的小诀窍

### 双手提行李

行李较多时，要将其分成2份，用双手来提，这样可保持身体平衡。

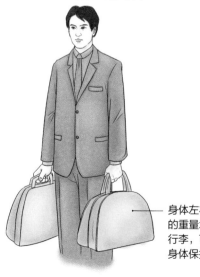

身体左右两侧
的重量均等的
行李，可帮助
身体保持平衡

### 搬东西时的正确姿势

搬东西时要先走到东西前面，完全蹲下后，再将东西轻轻搬起。

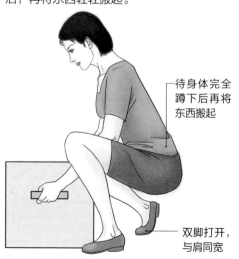

待身体完全
蹲下后再将
东西搬起

双脚打开，
与肩同宽

# ⑧③ 洗澡的时候

洗澡前应先预热，使身体从一个环境进入另一个环境时有一个自然的过渡，以避免温度骤变对身体产生刺激。还要注意，身体出现突发性疼痛时应避免进入浴室。

### ●洗澡之前先要预热

使用浴缸洗澡时，要先在里面浸泡至身体暖和之后，再把膝关节伸直，然后再开始洗澡。使用淋浴洗澡时，要先放热水，至房间达到一定的温度后再进去洗澡。另外，也可以在浴室安装"浴霸"，进入浴室之前先把"浴霸"打开，待达到适宜的温度后再洗澡。

### ●在浴室里放1把椅子

洗澡的时候，特别是采取淋浴方式清洗下肢时，许多人都有弯腰的习惯。其实这种习惯很不好，最好的方法是坐在椅子上洗澡。现在，市面上看到的浴室专用椅，高度大都太低。人坐在这样的椅子上，会使膝关节过度弯曲，光是坐下就有可能引发下肢疼痛。理想的椅子高度应该是，人坐在椅子上，脚碰到地面时，大腿与小腿成90°。

### 洗澡之前先预热

洗澡时，身体从一个环境进入另一个环境中。如果要让身体有一个自然的过渡，就必须先对身体进行预热。

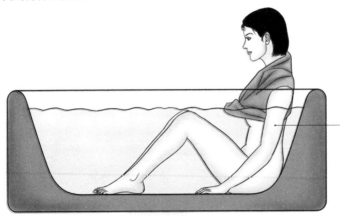

先在浴缸中浸泡身体，使全身变暖后，再舒展身体，开始洗澡

# 84 运动或劳作的时候

由于运动和劳作都有可能损伤下肢，因此在运动和劳作之前，我们最好做一些热身运动，以舒缓僵硬的肌肉和关节；在运动和劳作之后也应做一些恢复性的动作。

## ●运动或劳作时

在运动或劳作前，尤其是在做剧烈运动前，应先做一些热身运动，这样可以舒缓僵硬的肌肉和关节，避免因突然的运动或劳作而造成肌肉拉伤。

运动或劳作之后身体开始降温，这时可做一些缓和的动作或伸展操，让人体在运动中升高的体温逐渐恢复正常。这也是放松和保养活动过度的肌肉的好方法。

需要注意的是，劳作过程中，如果采取下蹲的方式，一定要双脚交替，以缓解长时间对人体一侧下肢所造成的伤害，并且劳作一会儿后就要站起来舒展一下四肢。如果是做园艺工作，也可坐在椅子或矮凳上进行劳作。

## ●不要做勉强自己的运动

选择运动方式时要充分考虑自己的体质，不要勉强自己做会导致体力不支的运动项目。即便是以前经常做的运动，经过几年肌力的减弱，也可能已经不再适合自己了，因此绝对不能勉强自己。

### 劳作时的注意事项

人在劳作过程中，会给下肢带来很大的负担。因而除了要经常舒展四肢外，还要注意一些细节问题：

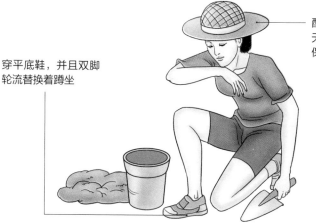

穿平底鞋，并且双脚轮流替换着蹲坐

配合季节穿着，夏天戴帽子，冬天穿保暖的衣服

第六章 保养下肢的小诀窍

163

本章看点

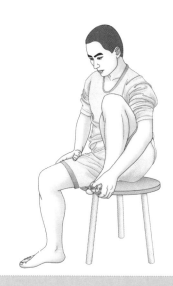

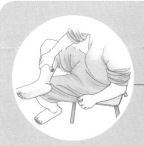

# 第七章
## 用中医疗法治疗下肢痛

逛街一天回到家，下肢又酸又痛，小腿和脚竟然还肿胀了；游泳游得正高兴，突然小腿痉挛了；在办公室里坐着工作的时间长了，竟然不知不觉间出现了坐骨神经痛。遇到上述情况，不要着急。本章将从中医的角度，通过介绍不同的方法，如穴位按压、按摩、刮痧、艾灸、拔罐、食疗等，教您如何缓解上述症状。

# 85 委中穴 缓解下肢疼痛

腰腿无力、腰酸腿痛，几乎成了每一个现代人的通病。而按摩委中穴，则有强腰健腿的效果。

**部位：** 在腘横纹中点，当股二头肌腱与半腱肌肌腱的中间。

**主治：** 此穴具有通络止痛的作用。长期按摩此穴，对人体腰背、腿部的各种疾病，如腰腿无力、腰痛、腰部不能转侧等都有良好的疗效。按摩此穴还可有效治疗坐骨神经痛、小腿疲劳、下肢瘫痪、臀部疼痛、膝关节疼痛、腓肠肌痉挛等病症。

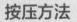
## 取穴技巧

端坐，垂足，双手轻握大腿两侧；拇指在上，其余四指在下，食指放于膝关节内侧，即腘横纹的中央，则食指指腹所在的位置即是该穴。

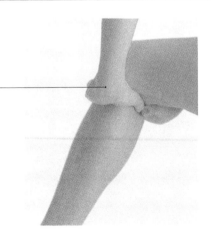
## 按压方法

坐在床上，弯曲膝关节，以两手拇指用适当的力度按压穴位。每次左右各按压1~3分钟。

或趴在床上，在膝关节或脚踝下面垫毛巾或抱枕，请他人帮忙轻轻按压穴位。

# 86 昆仑穴 治疗脚踝肿痛

昆仑穴属足太阳膀胱经，有舒筋化湿、消肿止痛、强肾健腰的功效。《医宗金鉴》中说："足腿红肿昆仑主，兼治齿痛亦能安。"《肘后歌》中记载："脚膝经年痛不休，内外踝边用意求，穴号昆仑并吕细。"

**部位：** 在足部外踝的后方，当外踝尖与跟腱之间的凹陷处。

**主治：** 此穴具有消肿止痛、散热化气的作用。按摩这个穴位，对脚踝红肿、脚腕疼痛、脚踝肿痛、踝关节及周围软组织疾病等具有很好的疗效。此穴还可缓解坐骨神经痛、关节炎、脚气病等病症。

## 取穴技巧

正坐，垂足，将要按摩的脚稍向斜后方移至身体的侧边，抬起脚跟。用同侧的手，四指在下，掌心朝上，扶住脚跟底部。拇指弯曲，指腹置于外踝后的凹陷处，则拇指指腹所在位置即是。

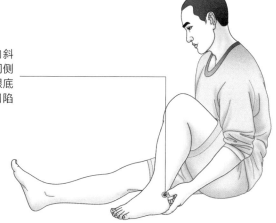

## 按压方法

坐在床上，一手拇指弯曲，用指腹由上向下轻轻按压。每次对左右两侧的穴位各按压1～3分钟。在泡澡的时候刺激穴位，效果更好。

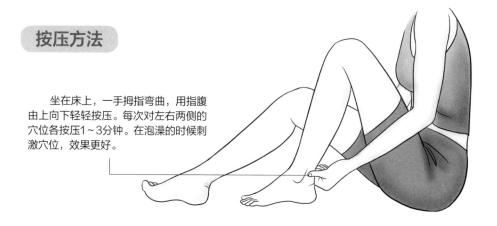

# 87 曲泉穴 缓解下肢肿痛

曲泉穴是治疗膝关节疼痛、大腿内侧疼痛的常用穴位，也是治疗男女生殖系统疾病的常用穴位。经常按摩这个穴位，具有养生保健、益寿延年的功效。

**部位：** 在膝内侧，屈膝，当膝关节内侧横纹头内侧端，股骨内侧髁的后缘，半腱肌、半膜肌止点的前缘的凹陷处。

**主治：** 此穴具有清利湿热、通调下焦的功效。经常按摩这个穴位，对治疗膝髌肿痛、下肢痿痹、下肢肿痛等病症，具有明显的疗效。

## 取穴技巧

屈膝，正坐，将手掌置于腿的外侧，拇指置于膝关节上；四指并拢，置于膝内侧横纹头端的凹陷处，中指指尖所在的位置即是。

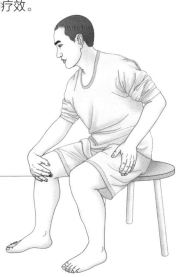

## 按压方法

坐在床上，弯曲一腿的膝关节，对侧拇指放在穴位上；轻轻按压穴位，会有胀、酸、疼痛的感觉。每次对左右两腿上的穴位各按压3～5分钟。

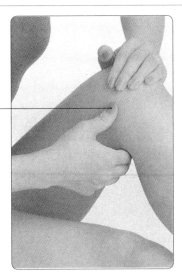

# (88) 阳陵泉穴 防治下肢痉挛

中医有"筋会阳陵"之说。长期筋骨僵硬、酸痛，容易痉挛的人，只要平时多按摩这个穴位，就能使上述症状得到改善。

**部位：** 在小腿外侧，当腓骨小头前下方的凹陷处。

**主治：** 此穴具有疏泄肝胆、清利湿热、舒筋健膝的功效。按摩这个穴位，可以有效缓解下肢痉挛、筋骨僵硬、酸痛等，对肩关节痛、膝关节痛、下肢麻木、瘫痪等病症也有很好的改善和保健作用。

## 取穴技巧

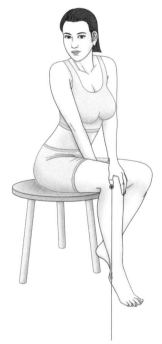

正坐，垂足，约与地面成90°，上身稍向前俯，用左手手掌轻握右脚膝关节前下方，四指向下，拇指指腹所在位置即是。

## 按压方法

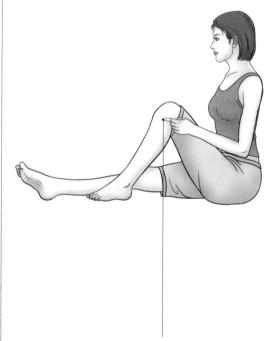

坐在床上，弯曲膝关节，将食指指腹放在穴位上，垂直按揉，会有酸、胀、痛的感觉。每次对左右两腿上的穴位各按揉1~3分钟。

# (89) 足三里穴 疏通下肢经络

足三里穴是胃腑精气的聚集点，是人体最重要的治病穴位之一。按摩此穴，可以疏通经络，对腰腿疲劳等有很好的疗效。经常按摩此穴，还可以预防人体衰老，达到养生保健的效果。

**部位：** 在小腿前外侧，当犊鼻穴下3寸，胫骨前嵴外1横指处。

**主治：** 此穴具有补气、行气、调理脾胃、疏通经络的功效。经常按摩此穴，可增强下肢肌力、消除疲劳、安定神经，防治四肢肿满、倦怠、股膝酸痛、软弱无力。按摩足三里穴对胫腓骨神经痛、坐骨神经痛、小儿麻痹症、风湿痹痛、末梢神经炎等病症都有较好的疗效。

## 取穴技巧

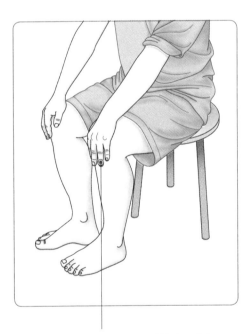

正坐，屈膝90°，手心对着髌骨（左手对左腿，右手对右腿），于指朝下，无名指指端所在处即是该穴。

## 按压方法

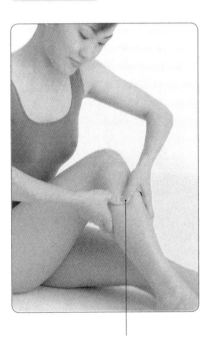

用拇指指腹垂直用力按压穴位。每日早晚各按压1次，每次按压1~3分钟。

# (90) 涌泉穴 治疗下肢无力

涌泉穴是肾经上的首要穴位。《寿视养老新书》中说："旦夕之间擦涌泉，使脚力强健，无痿弱酸痛之疾矣。"经常按摩这个穴位，能增强人体的免疫功能。此穴还有强身健体、益寿延年的功效。

**部位：** 在足底部，卷足时足前部的凹陷处，约当足底第2、3趾趾缝纹头端与足跟连线的前1/3处。

**主治：** 此穴具有清热、益肾的作用。经常按摩这个穴位，可补肾益气、滋阴清热，对腰腿疲劳无力、神经衰弱、脚气病等病症有很好的疗效。

## 取穴技巧

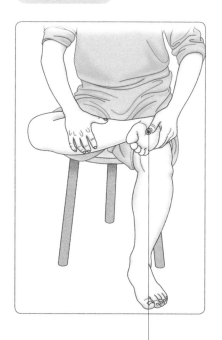

正坐，跷一足于另一膝上，足掌朝上；用另一只手轻握足跟，四指置于足背上，拇指按压第2、3趾趾缝凹陷处即是。

## 按压方法

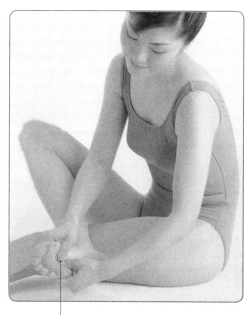

将左右两手的拇指重叠，对准涌泉穴，用其余四指扶住脚背；用拇指用力揉搓穴位，对左右两侧的穴位各揉搓1~3分钟。每天早晚各1次。

# 91 承筋穴 治疗小腿疼痛

承筋穴属足太阳膀胱经，膀胱经的上行阳气在此穴位"化风而行"。关于此穴的疗效，《针灸甲乙经》中说："痹寒转筋，"指出此穴对治疗腰背疼痛、小腿疼痛等症很有效。

**部位：** 在小腿后面，当合阳穴与承山穴的连线上，腓肠肌肌腹中央，委中穴下5寸。

**主治：** 此穴具有舒筋活络、强健腰膝的功效。经常按摩此穴，对小腿疼痛、腓肠肌痉挛、腰背疼痛、急性腰扭伤等病症有很好的疗效。在现代临床医学中，常用此穴来治疗下肢麻痹、坐骨神经痛等疾病。

## 取穴技巧

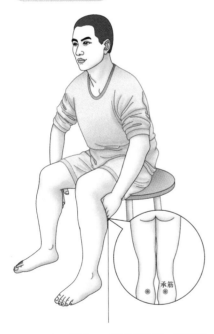

正坐，垂足，一手五指并拢；将手背贴在小腿肚上，将拇指放在同侧腿的膝关节后腘横纹处；则小指所在的小腿正中央处，小腿后部肌肉的最高点处即是。

## 按压方法

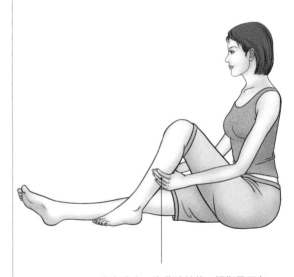

坐在床上，弯曲膝关节，拇指叠压在小腿后的穴位上，其余手指轻握住小腿起固定作用，两手拇指同时用力按压穴位。每次对身体左右两侧的穴位各按压1~3分钟。

# 92 环跳穴 治疗下肢麻痹

中医认为，环跳穴可治疗半身不遂、髀枢痛不可举、腰胁相引急痛、股膝酸痛、胫痛不可屈伸、足麻痹等疾病。日常生活中，我们偶尔会遇到腰酸腿痛的情况，此时，按摩环跳穴可使难受的身体得到舒缓。

**部位：**在臀部的外侧。侧卧，屈股，当股骨大转子最高点与骶管裂孔连线的外1/3与中1/3交点处。

**主治：**此穴具有运化水湿的功效。经常按摩此穴，对腰腿痛、背痛、坐骨神经痛等症状有很好的疗效。此外，按摩此穴对下肢麻痹、腰部炎症、膝关节炎、风疹、脚气病等病症，也有很好的调理和保健作用。

## 取穴技巧

自然站立， 或侧卧，伸下足，屈上足，同侧手又于臀上，四指在前，拇指指腹所在位置即是

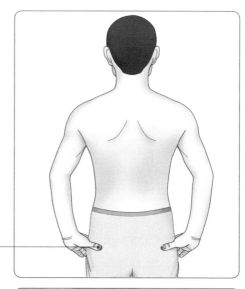

## 按压方法

侧躺在床上，上面的腿的膝关节要触及地板；另一人用双手的拇指叠压在穴位上，垂直向下用力，此时趾尖会有麻的感觉。每次对左右两侧的穴位各按压3～5分钟。一般先左后右，或先按健侧，再按患侧。

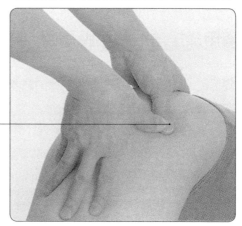

# (93) 揉捏肌肉 缓解下肢僵硬

揉捏法是将揉和捏结合起来的一种方法。通过揉捏肌肉可提高肌肉的收缩力和柔软性，缓解下肢僵硬，消除下肢疲劳。

## ●揉捏的方向

基本上，揉捏的方向是从远心端向近心端进行的，但是需要用画圆圈的方式来揉捏，以患者不会感觉到疼痛的力度，在一定范围内用力揉捏，适用于治疗人体的四肢及腰背部的软组织损伤。注意揉捏时不是靠手腕的力量，而是借由手腕把身体全部的重量施加在患部。

## ●揉捏的方法

1. 用整个手心揉捏：这是按摩较丰厚的肌肉时所用的手法，如大腿部位。

2. 用2根手指揉捏：即用拇指和食指揉捏，适用于对手指或脚等细长部位的按摩。

3. 用手指关节揉捏：即用拇指和小指根部揉捏，适用于对腰部、背部、大腿等处平坦肌肉的按摩。

## ●用揉捏法缓解大腿僵硬

先用双手重叠着揉捏大腿后侧：越接近臀部，肌肉就越丰厚，所以按摩腘窝时要轻一点、快一点，接近臀部时要重一点、对慢一点。对大腿外侧和内侧分2次进行按摩，各按摩2次。

再提揉大腿前侧：按摩者一手握住患者的膝关节下方，一手置于其大腿上方，对肌肉和骨头进行分开般地提拉揉捏，不只表层肌肉，连深层肌肉也要一起慢慢地进行提拉揉捏，膝关节下面的那只手要紧贴着皮肤。

## ●用揉捏法缓解小腿僵硬

先揉捏小腿后侧：患者弯曲膝关节，按摩者一手握住其脚掌，一手用拇指揉捏其小腿后侧，从脚踝到膝关节做螺旋式的推进。先放松表层肌肉，再舒缓深层肌肉。揉捏5次之后，用轻擦法按摩1次。重复4～5次。

再揉捏小腿前侧：双手拇指相对，并放在小腿上，从脚踝向膝关节方向揉捏，每个部位各揉捏2～3次；在靠近膝关节的过程中，力度逐渐增强，速度逐渐减慢。最后以轻擦法结束按摩。

# 揉捏下肢肌肉

揉捏肌肉的力度比摩擦皮肤要强，揉捏可以从内到外缓解下肢疲劳。揉捏大腿和揉捏小腿的方式如下图所示。

## 揉捏大腿

揉捏大腿后侧

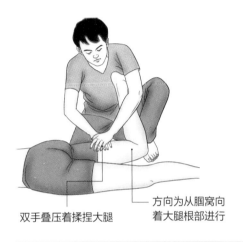

双手叠压着揉捏大腿

方向为从腘窝向着大腿根部进行

揉捏大腿前侧

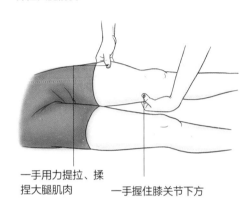

一手用力提拉、揉捏大腿肌肉

一手握住膝关节下方

## 揉捏小腿

揉捏小腿后侧

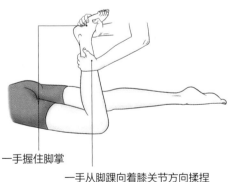

一手握住脚掌

一手从脚踝向着膝关节方向揉捏

揉捏小腿前侧

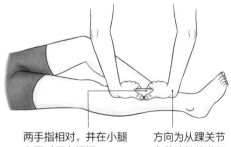

两手指相对，并在小腿上同时用力揉捏

方向为从踝关节向着膝关节进行

# 94 摩擦揉捏 消除膝关节疲劳

人体膝关节的疲劳可以通过他人或自己对膝关节周围的肌肉进行摩擦、揉捏等方式来放松，但是要注意，在有些情况下是不能按摩的。

## ●出现这些现象时禁止按摩

在有些情况下，膝关节是不能按摩的，否则不仅达不到预期的目的，反而可能会发生意外。这些情况包括：膝关节本身就疼痛；膝关节有肿胀或发热的情况；膝关节内有积液或积血的水肿现象；膝关节完全无法屈曲。

## ●用手掌摩擦膝关节周围

患者仰躺在床上，双腿伸直；按摩者将一只手放在患者的大腿上起固定作用，另一只手掌包裹住整个膝关节，从膝关节下方向上方轻轻摩擦，时间约1分钟。

## ●用拇指揉搓膝关节周围

患者躺在床上，膝关节微微弯曲，按摩者将拇指指腹置于患者的半月板及其相邻的骨头（股骨）之间，沿着半月板，轻轻揉搓5分钟左右。注意，用力一定要轻，否则可能会压伤半月板。拇指较粗大的人，可以用食指或中指按摩。

## ●伸直下肢时的揉捏

患者趴在床上，下肢伸直；按摩者用手抓住患者腘窝内侧的肌肉，以轻微的力度，用画圆圈的方式慢慢扭转肌肉5~6次。对膝关节外侧的肌肉也以同样的方式进行按摩。

## ●弯曲膝关节时的揉捏

患者膝关节弯曲；按摩者扶住其脚背，抓起其腘窝处的肌肉，静止大约5秒钟后放开；重复做5次。

## ●自己按摩膝关节

1. 自己按摩：坐在床上，膝关节弯曲；一只手放在膝关节下方的小腿上固定，不要让膝关节摇动；另一只手的拇指或食指指腹以自己感到舒服的力度按压半月板周围；按摩3~5分钟。

2. 摩擦腘窝：坐在床上，弯曲膝关节；一手握住大腿下方的肌肉以固定大腿，另一手从膝关节上方往腘窝方向反复摩擦。

# 摩擦、揉捏膝关节

将摩擦和揉捏两种方式结合起来，可以有效缓解膝关节的疲劳。下图所示为按摩膝关节前侧和膝关节后侧的具体方法。

## 按摩膝关节前侧

膝关节疲劳时，要通过对膝关节前侧和后侧的按摩来消除其疲劳。对膝关节前侧的按摩方式有：手掌摩擦、拇指揉搓。

**用手掌摩擦膝关节**

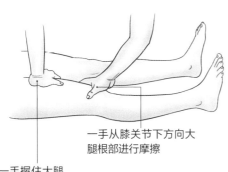

一手从膝关节下方向大腿根部进行摩擦

一手握住大腿起固定作用

**用拇指搓揉膝关节**

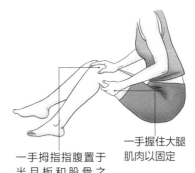

一手握住大腿肌肉以固定

一手拇指指腹置于半月板和股骨之间，上下揉搓5分钟

## 按摩膝关节后侧

膝关节后侧肌肉的疲劳可以通过扭转按摩和提拉肌肉的方式来放松，如下图所示：

**扭转按摩**

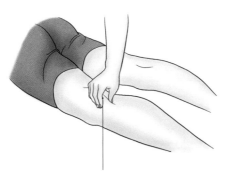

抓住腘窝处的肌肉，以画圆的方式慢慢扭转5~6次

**提拉肌肉**

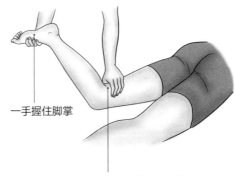

一手握住脚掌

一手抓起腘窝处肌肉，静止5秒钟后放开，重复做5次

# 95 轻柔摩擦 缓解小腿肚僵痛

人体在长时间保持一个姿势后，小腿就会有僵硬和疼痛的感觉。遇到这种情况，可通过按摩的方法来松解发硬的肌肉。如果能在泡澡后再进行肌肉按摩，效果会更好。

## ●轻柔地摩擦小腿肚

小腿肚僵硬时，要通过轻柔地摩擦来使其得到缓解。如果采取用力揉搓的方式，反而会使症状更加严重。

首先，坐在床上，弯曲膝关节，用两手夹着脚，从脚踝至小腿肚，再到膝关节，一直向上摩擦，反复10次。注意力度不要太大。此方法可使淤积在小腿肚内的乳酸得以消除，促进局部血液循环，从而缓解疼痛。注意按摩的方向一定要从脚踝开始，向膝关节柔和地进行摩擦。

## ●有效消除小腿肚疼痛的穴位

进行上述按摩后，如果能结合穴位按摩，效果会更好。按摩以下穴位可有效消除小腿肚的僵硬和疼痛：足三里穴、承筋穴、承山穴、飞扬穴。按压穴位时，一定要避免一直用力按压，应轻轻地按压。

### 缓解小腿肚的僵硬

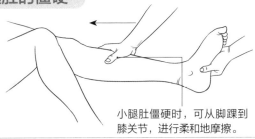

小腿肚僵硬时，可从脚踝到膝关节，进行柔和地摩擦。

### 消除小腿肚的疼痛

小腿肚疼痛时，可通过按摩以下穴位来缓解。

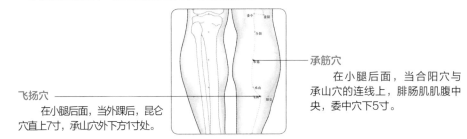

承筋穴

在小腿后面，当合阳穴与承山穴的连线上，腓肠肌肌腹中央，委中穴下5寸。

飞扬穴

在小腿后面，当外踝后，昆仑穴直上7寸，承山穴外下方1寸处。

# 96 脚部按摩 消除脚底、脚跟疼痛

　　人走路的时间长了，除了腿部疲劳外，脚底和脚跟也会出现疼痛的现象，甚至还会引发脚底肌膜炎等疾病。遇到这种情况时，可以通过按摩的方式来缓解和治疗。

### ●消除脚跟疼痛的穴位

　　脚踝是许多穴位的聚集部位，当脚跟疼痛时，我们可以通过按摩这些穴位来进行治疗。可有效消除脚跟疼痛的穴位包括：脚内踝周围的太溪穴、水泉穴；外踝周围的昆仑穴、申脉穴、仆参穴。

### ●消除脚底疲劳的穴位

　　在我们的脚底，有1个名为涌泉穴的"特效穴"。以该穴位为中心，用拳头以轻且有节奏的方式敲打脚底100次左右，可有效缓解脚底疲劳。

### ●脚跟的按摩

　　脚跟的疼痛或疲劳，也可以通过按摩的方式来消除。在脚跟后的部位有一凹陷处，将手的拇指放在此处，用手从小腿的后侧握住脚跟。拇指用力按压后放松，如此反复进行10次左右，可使脚跟感到舒适、轻快。

### 敲打脚底

　　脚底疲劳时，用拳头以涌泉穴为中心，有节奏地敲打脚底100次左右。

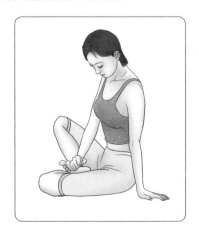

### 按摩脚跟

　　用手抓住脚跟，如同将拇指插入肌肉中一样，用力按压后放松。

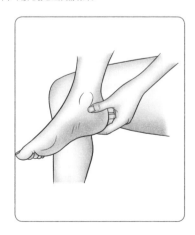

# 97 下肢按摩 消除下肢的疲劳和水肿

　　脚部的疲劳和腰也有很大的关系，这是因为人体腰部的疲劳会影响到脚，而脚的疲劳也会影响到腰。所以按摩时，不仅要按摩脚，也要按摩腰。按摩顺序是先以治疗腰痛的按摩法来松解腰部肌肉，再对脚部进行按摩。脚部的水肿一般因疲劳所致，所以按摩的原理与消除脚部的疲劳相同。

## ●消除脚部疲劳

　　脚部疲劳时的按摩方法是从脚踝开始，向着膝关节或大腿的根部进行按摩。

　　1. 首先，患者仰卧在床上，在其脚踝下面垫1个枕头，或者将坐垫折起，垫在其脚踝下，将脚部稍微抬高。按摩者用双手尽量抓住患者脚踝的稍上处的部位，对整只脚的每一处反复进行抓捏、放松的动作各5~6次。

　　2. 然后，沿着胫骨和胫骨前肌之间的凹陷处进行按摩。首先，以拇指抵住患者的脚踝稍上、胫骨和肌肉之间的凹陷处，拇指以画圆式一直按压、揉搓到膝关节下，对每处各按压5~6次。然后，再以同样的动作按摩大腿外侧。在大腿的外侧上，从股骨大转子一直到膝关节的侧方较粗的肌肉，对该肌肉进行从膝关节上向着股骨大转子方向的按摩。将拇指指腹抵在肌肉上，缓慢按压、旋转到股骨大转子处，直到揉开肌肉。对胫骨侧面的凹陷处，可以稍用力按压、揉搓，但对于大腿的肌肉就不要太用力地旋转、按压，而要慢慢地进行。每处各施术5~6秒钟。

　　3. 接着，伸展患者小腿后侧的肌肉。方法是先用左手轻轻按着其膝关节，将右手的手掌抵在脚尖的脚底上，保持这一姿势；右手用力，慢慢地立起脚尖。左脚也以同样的动作进行。

　　4. 最后，揉开脚趾的根部。使用拇指按摩时，将手部的其他4根手指放在患者的皮肤上，支撑拇指进行按摩。

## ●消除脚部水肿

　　当长时间行走后，脚部会因疲劳而出现血液或淋巴液的回流受阻，从而引起水肿的情形。遇到这种情况时，可在腿下垫1个坐垫或枕头以抬高脚部，然后在小腿肚的外侧，从脚踝向着膝关节的方向，用手掌摩擦10次左右。

# 下肢按摩疗法

下肢疲劳和水肿时，可以通过按摩下肢两侧的肌肉和伸展下肢后侧的肌肉来缓解。具体方法有两手抓捏、手掌摩擦、拇指按摩等。

## 用两手按摩下肢两侧

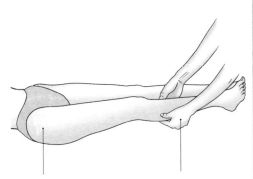

患者仰卧

在脚踝下垫1个枕头，从脚踝开始，一直到大腿的根部，用两手以抓握后放开的动作按摩下肢两侧的肌肉

## 按摩小腿肚外侧

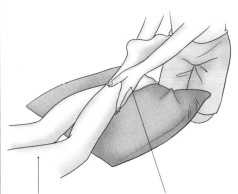

患者俯卧

一手握住脚，一手对着小腿肚的外侧，从脚踝向着膝关节，用手掌往上摩擦10次

## 伸展下肢后侧的肌肉

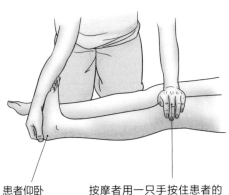

患者仰卧

按摩者用一只手按住患者的膝关节，用另一只手的手掌抵在其脚底，使其脚尖立起

## 用拇指按摩下肢两侧

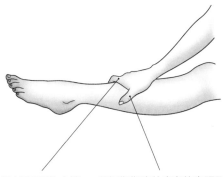

以4根手指作支撑

以拇指指腹从患者的脚踝到膝关节沿其胫骨侧面的凹陷处，以画圆的方式按摩，接着以同样的方法按摩患者大腿侧方的肌肉，按摩5~6次

# 98 活血止痛 治疗膝关节疼痛

　　关节痛在中医中属于痹症，是指由于各种原因导致的以关节痛、麻木、肿胀为主要表现的一种病症。临床常由风湿性关节炎、类风湿性关节炎、骨性关节炎等所致。本病在气候寒冷、潮湿、多风的地区比较多见，发病原因多是由于人体的卫气不固、腠理空虚，或劳累出汗之后受了风邪，或久居潮湿之地，使寒邪和湿邪乘虚而入，导致人体气血不畅、经络痹阻，为风寒湿痹。如果是阳盛或风寒湿邪在体内久郁化热，则为热痹。

## ●临床表现

　　膝关节疼痛，主要是由于经络不通而导致的关节疼痛、肿胀，根据入侵的邪气不同，而具体表现也有不同：

　　1. 行痹：主要是由于人体感受风邪而引发，疼痛呈游走性。表现为关节游走性疼痛，且此起彼伏、痛无定处，或同时表现为恶风、舌苔黄、脉浮紧。

　　2. 痛痹：主要是由于人体感受寒邪而引发，疼痛剧烈。表现为关节疼痛，痛有定处，遇热疼痛减轻，遇冷则疼痛加重。舌苔白，脉弦紧。

　　3. 着痹：主要是由于人体感受湿邪而引发，肢体酸楚麻木。表现为关节疼痛麻木，重着不移，阴雨天常可诱发。舌苔白腻，脉濡。

　　4. 热痹：发病急剧，且伴有发热的症状，表现为关节酸痛、红肿灼热、痛不可触，患者活动受限，同时伴有发热、口渴、舌苔黄、脉滑数的现象。

## ●艾灸疗法

　　治疗原则：温经通痹、活血止痛。

　　艾灸取穴：梁丘穴、阳陵泉穴、犊鼻穴、鹤顶穴。

　　艾灸配穴：风湿性关节痛者加灸风市穴、血海穴、足三里穴、昆仑穴。

　　艾灸方法：

　　1. 悬灸：弯曲膝关节，在上述各穴各灸10～20分钟。每日1次，连灸10～20次。

　　2. 隔姜灸：准备枣核大小的艾炷，伸直膝关节，在上述穴位灸5～7壮。每日1次，5次为1个疗程。

# 艾灸疗法

膝关节疼痛的治疗以温经通痹、活血止痛为原则，可根据疼痛的类别加灸一些特定穴位。

## 艾灸取穴

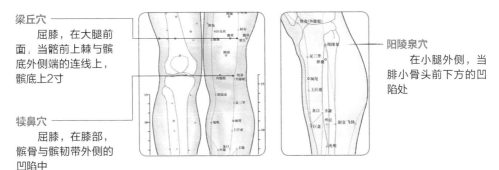

**梁丘穴**
屈膝，在大腿前面，当髂前上棘与髌底外侧端的连线上，髌底上2寸

**犊鼻穴**
屈膝，在膝部，髌骨与髌韧带外侧的凹陷中

**阳陵泉穴**
在小腿外侧，当腓小骨头前下方的凹陷处

## 艾灸配穴

风湿性关节痛者，加灸风市穴、血海穴、足三里穴、昆仑穴。

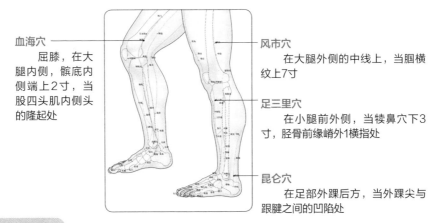

**血海穴**
屈膝，在大腿内侧，髌底内侧端上2寸，当股四头肌内侧头的隆起处

**风市穴**
在大腿外侧的中线上，当腘横纹上7寸

**足三里穴**
在小腿前外侧，当犊鼻穴下3寸，胫骨前缘嵴外1横指处

**昆仑穴**
在足部外踝后方，当外踝尖与跟腱之间的凹陷处

## 操作步骤

**以悬灸为例**

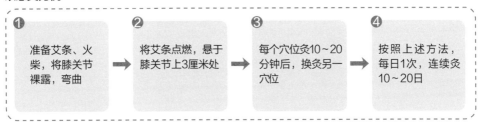

❶ 准备艾条、火柴，将膝关节裸露，弯曲

❷ 将艾条点燃，悬于膝关节上3厘米处

❸ 每个穴位灸10~20分钟后，换灸另一穴位

❹ 按照上述方法，每日1次，连续灸10~20日

# (99) 祛风除湿 治疗风湿性关节炎

　　早上起床时，身体显得特别疲倦，昨天的疲劳依旧，手部僵硬，这些是风湿性关节炎的初期症状。刚开始时是小指等部位的小关节疼痛，随着症状的发展，身体的大关节也开始疼痛，关节活动变得不灵活；严重时，连接关节的部分也变得僵硬、凸起，成为风湿性结节。

　　通过艾灸特定穴位，可促进局部血液循环，加速新陈代谢，提高身体的自愈能力，对治疗风湿性关节炎很有好处。

## ●临床表现

　　风湿性关节炎主要表现为关节疼痛、局部红肿、屈伸不利、活动困难等。在急性期，常表现为身体多个大关节（如膝、踝、肩、髋、肘）的红肿热痛，且疼痛呈游走性。急性期后，常表现为人体的关节酸痛、活动不便。此外，本病病程较长，常因气候变化、劳累、受寒、潮湿而加重。

　　中医认为，此病的发生多是由人体的正气不足，加上风、寒、湿、热邪侵袭所致。如素体虚弱，腠理空虚，营卫不固，外邪乘虚而入；或居处潮湿，涉水冒寒；或劳累之后，汗出当风，以致风寒湿邪侵袭人体，注于经络、留于关节、气血淤阻，发为风寒湿痹；或因素体阳盛、阴虚内热，复感风寒湿邪，郁久化热；或感受热邪，留于关节，出现关节红肿热痛或发热，发为热痹。

## ●艾灸疗法

　　治疗原则：祛风除湿、温经散寒、通经活络。

　　艾灸取穴：大椎穴、足三里穴、阴陵泉穴。

　　艾灸配穴：髋关节痛者加灸环跳穴、风市穴；膝关节痛加灸犊鼻穴、鹤顶穴；踝关节痛加灸悬钟穴、丘墟穴、昆仑穴。

　　艾灸方法：

　　1. 温和灸：每穴灸10～30分钟。每日或隔日1次，10次为1个疗程。

　　2. 隔姜灸：准备如枣核大小的艾炷，每穴灸3～5壮。每日1次，10日为1个疗程。

　　3. 无瘢痕灸：准备如麦粒大小的艾炷，每穴灸3～5壮。每日1～2次，10次为1个疗程。

# 艾灸疗法

风湿性关节炎的治疗以祛风除湿、温经散寒、通经活络为原则，可根据病变部位加灸一些特定穴位。

## 艾灸取穴

**大椎穴**

在后正中线上，当第7颈椎棘突下的凹陷中。

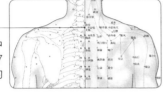

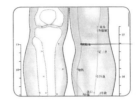

**阴陵泉穴**

在小腿的内侧，当胫骨内侧髁后下方的凹陷处。

## 艾灸配穴

髋关节痛者，加灸环跳穴、风市穴。

膝关节痛者，加灸犊鼻穴、鹤顶穴。

**环跳穴**

在臀部的外侧，侧卧，屈股，当股骨大转子最高点与骶管裂孔连线的外1/3与中1/3的交点处

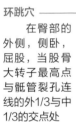

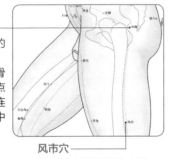

**风市穴**

在大腿外侧的中线上，当腘横纹上7寸

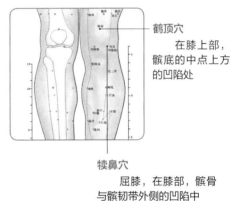

**鹤顶穴**

在膝上部，髌底的中点上方的凹陷处

**犊鼻穴**

屈膝，在膝部，髌骨与髌韧带外侧的凹陷中

## 操作步骤

**以隔姜灸为例**

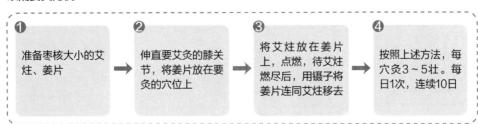

❶ 准备枣核大小的艾炷、姜片

❷ 伸直要艾灸的膝关节，将姜片放在要灸的穴位上

❸ 将艾炷放在姜片上，点燃，待艾炷燃尽后，用镊子将姜片连同艾炷移去

❹ 按照上述方法，每穴灸3~5壮。每日1次，连续10日

# ⑩⓪ 祛风通络 治疗类风湿性关节炎

　　类风湿性关节炎是一种以关节病变为主的慢性全身性疾病。其典型表现是晨僵，活动后可以缓解，常持续1个小时以上。艾灸疗法对治疗类风湿性关节炎很有效，但由于类风湿性关节炎的病情较风湿性关节炎更持久，非一时能奏效，所以患者应坚持治疗。

## ◉临床表现

　　类风湿性关节炎主要以游走性的关节疼痛为主，刚开始时为小关节出现疼痛，以腕关节和足趾关节最为常见，以后逐渐累及脊柱及大关节。病变关节常出现发红、发热、梭形肿胀、疼痛，后期可出现关节僵硬和畸形。

　　中医认为，本病的发生和风湿性关节炎相近，与风、寒、湿、热邪的侵袭有关，身体虚弱，则使外邪易于入侵；或处在潮湿的环境之中；或出汗后风邪入侵，流注于经络和关节；或身体内热，外感热邪等。现代医学认为，此病的发生与人体的免疫力下降有关。

　　无论如何，对于本病的预防和治疗，平时要注意防寒保暖，尽量避开潮湿的地方。

## ◉艾灸疗法

　　治疗原则：祛风除湿、温经散寒、通经活络。

　　艾灸取穴：大杼穴、血海穴、大椎穴至腰俞穴段。

　　艾灸配穴：根据病变部位加灸穴位，髋关节痛者加灸环跳穴、风市穴；膝关节痛者加灸犊鼻穴、阳陵泉穴、鹤顶穴；踝关节痛者加灸悬钟穴、丘墟穴、昆仑穴。

　　艾灸方法：

　　1. 隔姜灸：用于治疗寒湿型类风湿性关节炎。每穴灸5～7壮。每日1次，10次为1个疗程。

　　2. 温和灸：用于治疗湿热型类风湿性关节炎。每穴灸15～20分钟。每日1次，10次为1个疗程。

　　3. 熏灸：将艾条点燃，放进熏灸器，固定在穴位上。每日早晚各灸1次，每穴灸15～20分钟，连续灸5日，症状缓解后改为每日1次。

# 艾灸疗法

类风湿性关节炎的治疗以祛风除湿、温经散寒、通经活络为原则，可根据病变部位加灸一些特定穴位。

## 艾灸取穴

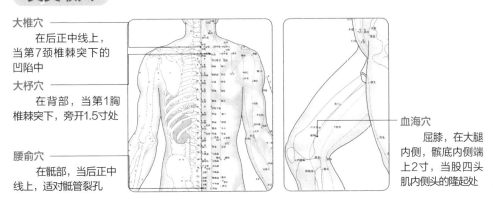

**大椎穴**
在后正中线上，当第7颈椎棘突下的凹陷中

**大杼穴**
在背部，当第1胸椎棘突下，旁开1.5寸处

**腰俞穴**
在骶部，当后正中线上，适对骶管裂孔

**血海穴**
屈膝，在大腿内侧，髌底内侧端上2寸，当股四头肌内侧头的隆起处

## 艾灸配穴

髋关节痛者，加灸环跳穴、风市穴。　　踝关节痛者，加灸悬钟穴、丘墟穴、昆仑穴。

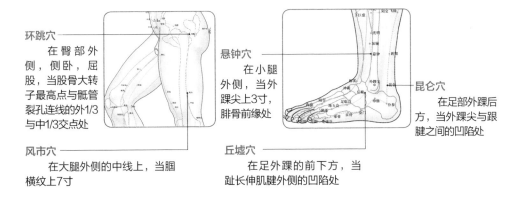

**环跳穴**
在臀部外侧，侧卧，屈股，当股骨大转子最高点与骶管裂孔连线的外1/3与中1/3交点处

**风市穴**
在大腿外侧的中线上，当腘横纹上7寸

**悬钟穴**
在小腿外侧，当外踝尖上3寸，腓骨前缘处

**丘墟穴**
在足外踝的前下方，当趾长伸肌腱外侧的凹陷处

**昆仑穴**
在足部外踝后方，当外踝尖与跟腱之间的凹陷处

## 操作步骤

**以熏灸为例**

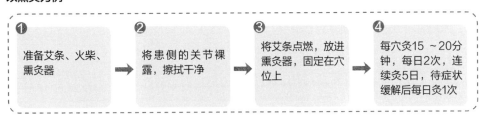

❶ 准备艾条、火柴、熏灸器

❷ 将患侧的关节裸露，擦拭干净

❸ 将艾条点燃，放进熏灸器，固定在穴位上

❹ 每穴灸15～20分钟，每日2次，连续灸5日，待症状缓解后每日灸1次

# (101) 祛淤消肿 治疗下肢关节扭伤

　　扭伤主要是由于人体在剧烈运动或身体负重时姿势不当或不慎跌扑、牵拉和过度扭转，引起身体某一部位的皮肉、筋脉受损，以致经络不通、经气运行受阻、淤血壅滞局部；从而导致扭伤部位疼痛、关节不能活动或活动不利，继而出现患处肿胀、肌肤发红或青紫。对于下肢来说，扭伤主要发生在踝关节和膝关节处。其中以踝关节扭伤最为常见。

## ●临床表现

　　关节扭伤患者会自感扭伤部位疼痛、关节不能活动或活动不利，继而出现患处肿胀、肌肤发红或青紫。检查时局部会有压痛点，踝关节内翻或外翻时疼痛加重。

　　如果出现皮肤发红的情形，多为皮肉受伤；皮肤发青，多为筋伤；皮肤发紫，多为淤血凝滞。新伤疼痛、肿胀、活动不利者，为气血阻滞；若旧伤每遇天气变化而反复发作者，为寒湿侵袭，淤血阻络所致。此外，也可根据扭伤部位的经络所在来辨明扭伤部位的经脉所属。

## ●艾灸疗法

　　取穴原则：祛淤消肿、舒筋通络。

　　艾灸取穴：阿是穴。

　　艾灸配穴：根据受伤部位所在的经络，循经取穴。膝关节扭伤者，加灸梁丘穴、膝眼穴、膝阳关穴；踝关节扭伤者，加灸解溪穴、昆仑穴、丘墟穴。

　　艾灸方法：

　　1. 悬灸：每次随症选取2~4个穴位，每穴每次悬灸7~10分钟。每日1次，3日为1个疗程。

　　2. 隔姜灸：准备如黄豆大的艾炷，每次随症选取2~4个穴位，多选病变局部明显的压痛点；每穴每次施灸3~5壮，灸至局部皮肤潮红。每日1~2次，3日为1个疗程。

　　3. 隔椒灸：将花椒烘干研成细末，备用。施灸时取适量花椒末，用醋调成糊膏状，制成厚约0.1厘米、比患部略大的药饼，敷于局部压痛明显处，将艾炷放在上面。待局部自觉灼痛时，用镊子取下艾炷，再换艾炷，点燃后施灸。每处每次施灸15~20壮。每日1~2次，3日为1个疗程。

# 艾灸疗法

下肢关节扭伤时，艾灸治疗以祛淤消肿、舒筋通络为原则，除了艾灸感觉疼痛的穴位外，还要根据扭伤的部位，加灸一些特定穴位。

## 艾灸配穴

膝关节扭伤者，加灸梁丘穴、膝阳关穴、膝眼穴。踝关节扭伤者，加灸解溪穴、昆仑穴、丘墟穴。

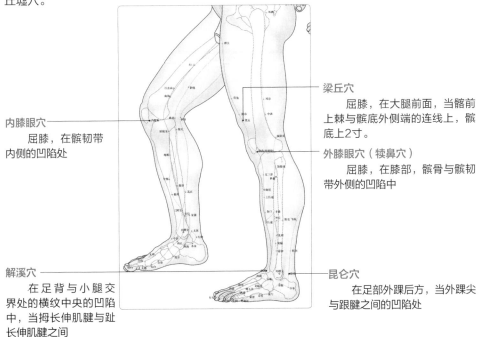

内膝眼穴
屈膝，在髌韧带内侧的凹陷处

解溪穴
在足背与小腿交界处的横纹中央的凹陷中，当拇长伸肌腱与趾长伸肌腱之间

梁丘穴
屈膝，在大腿前面，当髂前上棘与髌底外侧端的连线上，髌底上2寸。

外膝眼穴（犊鼻穴）
屈膝，在膝部，髌骨与髌韧带外侧的凹陷中

昆仑穴
在足部外踝后方，当外踝尖与跟腱之间的凹陷处

## 操作步骤

**以隔椒灸为例**

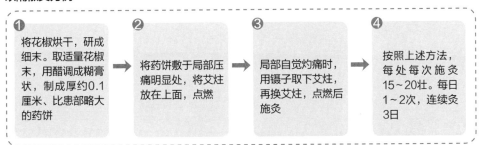

❶ 将花椒烘干，研成细末。取适量花椒末，用醋调成糊膏状，制成厚约0.1厘米、比患部略大的药饼

❷ 将药饼敷于局部压痛明显处，将艾炷放在上面，点燃

❸ 局部自觉灼痛时，用镊子取下艾炷，再换艾炷，点燃后施灸

❹ 按照上述方法，每处每次施灸15~20壮。每日1~2次，连续灸3日

# 102 拔罐疗法一 治疗股神经痛

股神经痛是指由于人体的腰椎病变，压迫股神经，或由股神经炎性病变产生的股神经支配区域的放射性痛。临床表现多为人体出现腰痛（部分人无腰痛的症状）、大腿的前侧痛，并向小腿的内侧放射。

## ●发病机理

1. 寒湿侵袭：久卧湿地或感受寒湿，就会导致寒湿凝滞、经脉拘紧、气血运行不畅，进而引发疼痛。

2. 筋骨劳伤：有劳伤史，损伤了筋骨，致使气血淤滞、筋骨失养而发病。

现代医学认为，人体出现的腰椎病变，如腰部损伤、腰椎间盘突出、腰椎退行性病变、脊柱结核、脊柱肿瘤等刺激神经根时，都会引起股神经痛。但也有少数股神经痛的病因不明，可能与寒冷、潮湿、感染等因素有关。

## ●诊断

1.股神经损伤会使患者表现出特殊的步态。患者应尽量避免屈膝，行走的步伐宜细小，先伸出健足，然后拖曳患足而行。若患者出现皮肤损伤，会产生剧烈的神经痛或痛觉过敏的现象。

2.让患者采取俯卧位，检查者上抬其下肢，此时患者会出现大腿的前面和腹股沟疼痛。由于患者蹲坐在两脚上会引起疼痛，从而下肢必须伸直，膝腱反射消失，大腿前部的内侧出现感觉障碍，可同时伴有水肿、青紫等症状。

## ●拔罐疗法

1. 多罐法

取穴：夹脊穴、四强穴、血海穴、三阴交穴。在以上穴位留罐15分钟，每日1次。

2. 走罐法

沿督脉（大椎穴至腰阳关穴）、足太阳膀胱经1线的疼痛区域走罐，直至皮肤潮红或皮下出现瘀痕，每周1次。

3. 血罐法

找到患者的痛点，用三棱针点刺，加罐，5分钟后取罐，以棉球擦净血迹，每周1次。

# 拔罐疗法

治疗股神经痛的拔罐方法有多罐法、走罐法、血罐法等，患者在治疗时可选择其中的任意一种。

## 拔罐取穴

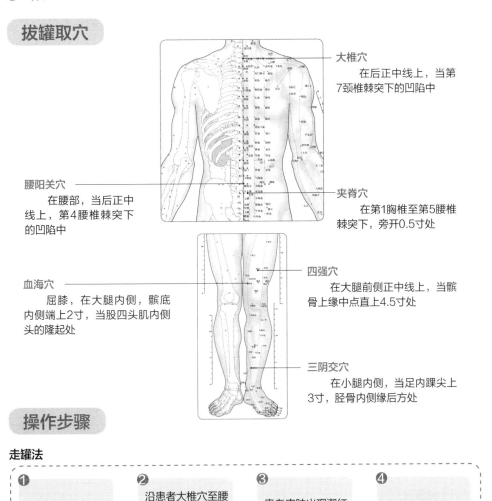

**大椎穴**
在后正中线上，当第7颈椎棘突下的凹陷中

**腰阳关穴**
在腰部，当后正中线上，第4腰椎棘突下的凹陷中

**夹脊穴**
在第1胸椎至第5腰椎棘突下，旁开0.5寸处

**血海穴**
屈膝，在大腿内侧，髌底内侧端上2寸，当股四头肌内侧头的隆起处

**四强穴**
在大腿前侧正中线上，当髌骨上缘中点直上4.5寸处

**三阴交穴**
在小腿内侧，当足内踝尖上3寸，胫骨内侧缘后方处

## 操作步骤

**走罐法**

① 患者将背部裸露，擦拭干净 → ② 沿患者大椎穴至腰阳关穴、足太阳膀胱经1线，在疼痛区域走罐 → ③ 患者皮肤出现潮红或皮下有瘀痕时达到了效果 → ④ 按照上述方法，每周拔罐1次

**血罐法**

① 准备三棱针，进行消毒 → ② 找到患者的痛点，用三棱针点刺，加罐 → ③ 5分钟后取罐，用棉球将血迹擦净 → ④ 按照上述方法，每周拔罐1次

# (103) 拔罐疗法二 治疗风湿性关节炎

中医认为，风湿性关节炎是由于风、寒、湿邪侵袭人体，停滞于关节、肌肉内，致使气血运行不畅所致。拔罐疗法具有温经通络、祛湿逐寒、行气活血及消肿止痛的功效，能使关节周围的风寒湿邪透于体表而外泄；并能改善局部的血液循环，消除致炎物质，加速新陈代谢，从而减轻症状，促进身体康复。

## ●诊断

1. 风湿性关节炎的发病比较缓慢，在关节症状出现前，可表现为乏力、低热、食欲减退、手足发冷等全身性的症状，多数患者出现的是对称性多关节炎。

2. 患者受累的关节以双手关节、腕、膝、足关节最为多见，其次为肘、踝、肩、髋关节等。

3. 其症状主要表现为关节肿胀，伴有疼痛、压痛和僵硬，而关节僵硬以晨起后最为明显，活动后减轻，即我们平时所说的"晨僵"。

4. 由于疾病本身对肌肉的侵犯，关节周围的肌肉可出现萎缩、肌力减弱等症状。慢性风湿性关节炎患者晚期可出现关节强直、畸形和功能严重受损等症状。

## ●拔罐疗法

1. 走罐法

沿督脉、足太阳膀胱经1线、2线（风门穴至大肠俞穴，魄户穴至志室穴）走罐5~10次，每周2次。

2. 留罐法

根据病变部位取穴：髋关节选环跳穴、髀关穴、居髎穴、阳陵泉穴、悬钟穴；膝关节选梁丘穴、血海穴、膝阳关穴、曲泉穴、阴陵泉穴、阳陵泉穴、三阴交穴、解溪穴、悬钟穴；踝关节选昆仑穴、太溪穴、解溪穴、丘墟穴、照海穴。

3. 血罐法

首先，在痛点及红肿、肿胀的关节处以三棱针点刺，然后加罐，5分钟后取罐，以棉球擦净血迹。在风湿性关节炎急性发作时，每日1次；在慢性期及缓解期，则每3日1次。

# 拔罐疗法

　　风湿性关节炎和类风湿性关节炎一样，治疗时主要根据病变的具体部位进行拔罐。两病的病变部位相同，所选的拔罐穴位也一样。下图所示为治疗膝关节风湿性关节炎的拔罐疗法。

## 拔罐取穴

　　治疗膝关节风湿性关节炎，选梁丘穴、血海穴、膝阳关穴、曲泉穴、阴陵泉穴、阳陵泉穴、解溪穴、悬钟穴等。

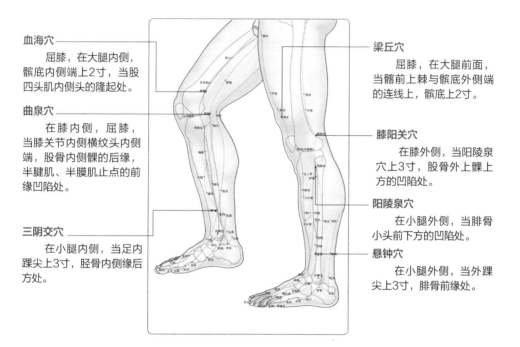

**血海穴**
　　屈膝，在大腿内侧，髌底内侧端上2寸，当股四头肌内侧头的隆起处。

**曲泉穴**
　　在膝内侧，屈膝，当膝关节内侧横纹头内侧端，股骨内侧髁的后缘，半腱肌、半膜肌止点的前缘凹陷处。

**三阴交穴**
　　在小腿内侧，当足内踝尖上3寸，胫骨内侧缘后方处。

**梁丘穴**
　　屈膝，在大腿前面，当髂前上棘与髌底外侧端的连线上，髌底上2寸。

**膝阳关穴**
　　在膝外侧，当阳陵泉穴上3寸，股骨外上髁上方的凹陷处。

**阳陵泉穴**
　　在小腿外侧，当腓骨小头前下方的凹陷处。

**悬钟穴**
　　在小腿外侧，当外踝尖上3寸，腓骨前缘处。

## 操作步骤

**血罐法**

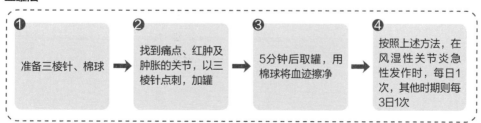

| ❶ | ❷ | ❸ | ❹ |
|---|---|---|---|
| 准备三棱针、棉球 | 找到痛点、红肿及肿胀的关节，以三棱针点刺，加罐 | 5分钟后取罐，用棉球将血迹擦净 | 按照上述方法，在风湿性关节炎急性发作时，每日1次，其他时期则每3日1次 |

# 104 拔罐疗法三 治疗类风湿性关节炎

类风湿性关节炎是慢性全身性结缔组织病，特点是人体的多数关节呈对称性滑膜炎症性改变。常以小关节起病，也可累及其他结缔组织。因以关节疼痛为主，且关节疼痛症状又似风湿性关节炎，故被称为"类风湿性关节炎"，在中医上属于"痹症"的范畴。

## ●诊断

从中医的角度来看，类风湿性关节炎属于痹症。根据不同的发病原因，分为不同的病症，各种病症的表现又各有不同。临床诊断正是以此为依据。

1. 行痹：关节红肿，走窜不定，痛无定处，不敢屈伸；或兼有恶风，舌质淡红，苔薄白或舌质红，苔薄黄，脉浮弦或浮数的现象。

2. 痛痹：关节肿胀，疼痛剧烈，日久则关节僵硬、畸形；得热则舒，遇寒加重，舌质淡红，苔薄白，脉浮紧。

3. 着痹：关节酸痛，不红，微肿，痛有定处；日久则关节僵硬，筋萎肉削，舌淡质红，苔白腻，脉濡或滑。

4. 热痹：关节红肿疼痛，活动受限，伴有发热，出汗，口渴，头晕乏力，尿黄便干，舌质红，苔黄燥或黄腻，脉数或滑数的现象。

## ●拔罐疗法

药罐法

药方：麻黄、艾叶、防风、木瓜、川椒、竹茹、秦艽、透骨草、穿山甲、乳香、没药、土鳖虫、川乌、千年健、钻地风、羌活、苍术、防己、当归尾、刘寄奴、乌梅、甘草。上述药材各10克。

操作：根据患者的病情，选择合适的罐体材质；将配制成的药物装入布袋内，扎紧袋口，放入清水中，煮至浓度适当；再把罐体投入药汁内煮15分钟，然后取出罐体并擦去水分；让患者采取适当的体位；主要针对疼痛部位，对以上穴位进行吸拔；时间持续10~15分钟；3~5天拔罐1次。

# 拔罐疗法

和治疗风湿性关节炎一样，类风湿性关节炎也主要根据病变的具体部位进行拔罐。下图所示为人体的髋关节和踝关节发生病变时要进行拔罐的穴位。

## 拔罐取穴

治疗髋关节类风湿性关节炎，选环跳穴、髀关穴、居髎穴、阳陵泉穴、悬钟穴。治疗踝关节类风湿性关节炎，选解溪穴、照海穴等。

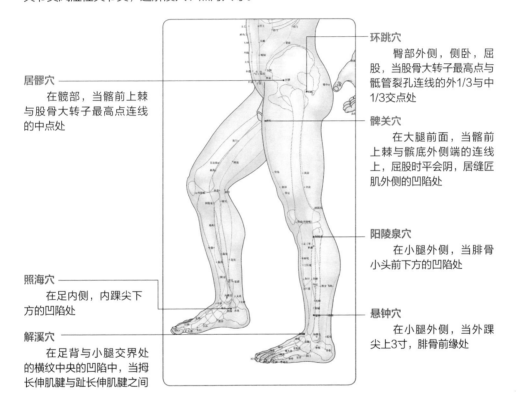

**居髎穴**

在髋部，当髂前上棘与股骨大转子最高点连线的中点处

**照海穴**

在足内侧，内踝尖下方的凹陷处

**解溪穴**

在足背与小腿交界处的横纹中央的凹陷中，当拇长伸肌腱与趾长伸肌腱之间

**环跳穴**

臀部外侧，侧卧，屈股，当股骨大转子最高点与骶管裂孔连线的外1/3与中1/3交点处

**髀关穴**

在大腿前面，当髂前上棘与髌底外侧端的连线上，屈股时平会阴，居缝匠肌外侧的凹陷处

**阳陵泉穴**

在小腿外侧，当腓骨小头前下方的凹陷处

**悬钟穴**

在小腿外侧，当外踝尖上3寸，腓骨前缘处

## 操作步骤

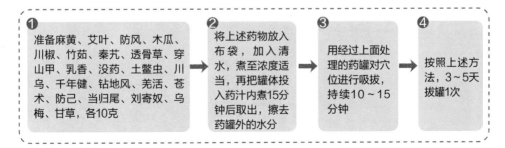

❶ 准备麻黄、艾叶、防风、木瓜、川椒、竹茹、秦艽、透骨草、穿山甲、乳香、没药、土鳖虫、川乌、千年健、钻地风、羌活、苍术、防己、当归尾、刘寄奴、乌梅、甘草，各10克

❷ 将上述药物放入布袋，加入清水，煮至浓度适当，再把罐体投入药汁内煮15分钟后取出，擦去药罐外的水分

❸ 用经过上面处理的药罐对穴位进行吸拔，持续10～15分钟

❹ 按照上述方法，3～5天拔罐1次

# 105 拔罐疗法四 治疗足跟痛

足跟痛是由于人体足跟的骨质、关节、滑囊、筋膜等处发生病变而引起的疾病，往往发生于需要长期站立或行走工作的人身上，是人体长期、慢性、轻微的外伤积累而导致的病变。

## ● 发病机理

引起足跟部疼痛的原因很多，根据不同年龄及发病原因，足跟痛可分为儿童跟骨痛，主要是由跟骨骨骺缺血性坏死或骨骺炎引起；青年跟骨痛，主要是由类风湿性跟骨炎所致；老年人跟骨痛，多因跟骨骨质增生、跟骨结节滑囊炎及跟部脂肪垫变性所引起。

中医认为，足跟痛多为肝肾不足或久病体虚，引起足底部功能退化所致。此外，体虚肥胖会造成足底部的皮肤及皮下脂肪负担过重，也会引起组织功能退化。而当跟骨骨质增生发生于跟骨结节部前缘时，会使跖骨筋膜和屈趾短肌在附着处受累，牵拉增生的骨质而导致疼痛。

## ● 诊断

1. 儿童的跟骨痛：早期症状不明显，站立或行走时渐感跟部疼痛，局部不肿或微肿，常有明显的压痛；X线片可见跟骨部位骨骺骨密度增加，呈分裂状，边缘不整齐。

2. 青年的跟骨痛：多局限于跟骨两旁、跟骨结节及跟腱止点处。足跟底部及后部肿胀、疼痛、不能负重，X线片显示足部骨质疏松，软组织阴影增厚，骨皮质有轻度增生，跖腱膜附着处有较大范围的骨质增生。

3. 老年人的跟骨痛：多见于肥胖的老年人。单纯骨质增生有时无症状，当负重走路时，会出现疼痛；在晨起或久坐后站立行走，疼痛加重；行走片刻后则疼痛减轻，但行走过久又会加重。

## ● 拔罐疗法

刺络拔罐法

取穴：第1组穴位为承山穴、太溪穴、昆仑穴、涌泉穴、照海穴；第2组穴位为足三里穴、三阴交穴。将第1组穴位点按后进行拔罐15分钟。用火针点刺患肢的足三里穴，用闪火法进行拔罐5~10分钟，以吸拔出较多的淤血为度。对于三阴交穴要采取艾灸的方法，隔日灸1次。5次为1个疗程。

# 拔罐疗法

　　足跟痛的症状常见于需要长期站立或行走工作的人。它是一种长期、慢性的疾病，可通过拔罐来治疗。

## 拔罐取穴

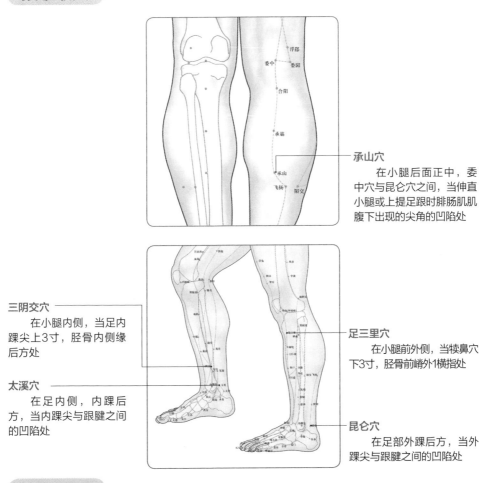

**承山穴**
　　在小腿后面正中，委中穴与昆仑穴之间，当伸直小腿或上提足跟时腓肠肌肌腹下出现的尖角的凹陷处

**三阴交穴**
　　在小腿内侧，当足内踝尖上3寸，胫骨内侧缘后方处

**太溪穴**
　　在足内侧，内踝后方，当内踝尖与跟腱之间的凹陷处

**足三里穴**
　　在小腿前外侧，当犊鼻穴下3寸，胫骨前嵴外1横指处

**昆仑穴**
　　在足部外踝后方，当外踝尖与跟腱之间的凹陷处

## 操作步骤

**刺络拔罐法**

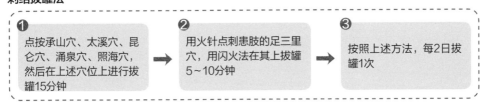

**❶** 点按承山穴、太溪穴、昆仑穴、涌泉穴、照海穴，然后在上述穴位上进行拔罐15分钟　➡

**❷** 用火针点刺患肢的足三里穴，用闪火法在其上拔罐5~10分钟　➡

**❸** 按照上述方法，每2日拔罐1次

# ⑩⑥ 刮痧疗法一 治疗类风湿性关节炎

类风湿性关节炎的高发人群是20～45岁的青壮年，以女性居多。中医认为，肾藏精，精生髓，髓养骨。肾精旺盛，骨髓就会得到濡养，骨骼就会强壮；肾精不旺，骨髓就会空虚，骨骼就会脆弱，使人容易患骨关节疾病。另外，人体的骨骼依靠筋肉连接，一旦筋肉发生病变，就会直接影响骨关节的稳定性，加速骨骼的磨损和老化。而刮痧的目的就是强壮骨骼和筋肉。

## ●取穴原理

1. 刮拭腰背部的穴位，可促进肾精旺盛，使骨髓得以濡养，进而达到强健骨骼的目的。

2. 刮拭下肢的穴位，可起到疏通经络、祛风化湿的作用，增强筋骨、肌肉的稳定性，从而更好地保护关节。

## ●刮痧取穴

1. 背部穴位：大椎穴、腰俞穴。

2. 下肢穴位：阴陵泉穴、三阴交穴、阳陵泉穴、悬钟穴、委中穴、飞扬穴、委阳穴、血海穴、解溪穴、足三里穴。

## ●刮痧疗法

1. 从大椎穴至腰俞穴：用刮痧板下缘的1/3部分接触患者的皮肤，向刮拭方向倾斜45°，用长刮法从上向下进行刮拭。

2. 从阴陵泉穴至三阴交穴：方法同上，用长刮法从上向下进行刮拭。

3. 从阳陵泉穴至悬钟穴：方法同上，用长刮法从上向下进行刮拭。

4. 从委中穴至飞扬穴：方法同上，用长刮法从上向下进行刮拭。

5. 委阳穴、血海穴、解溪穴、足三里穴：选择刮痧板的一角，用点按法进行刮拭。

## ●特别提醒

1. 保证合理的饮食，摄取足量、均衡的营养，多吃猪瘦肉、鱼、鸡蛋、豆制品以及新鲜的蔬菜和水果，提高身体的免疫力。

2. 养成健康的生活习惯，避免淋雨；出汗后要及时换洗汗湿的衣服，不要立即用凉水冲洗身体，也不要立即吹电风扇。

图解腰腿病特效自疗一学就会

# 刮痧疗法

治疗类风湿性关节炎的刮痧法主要是刮拭人体的背部、腿的前侧、腿的后侧、腿的侧面。有长刮法和点按法。

## 刮痧取穴

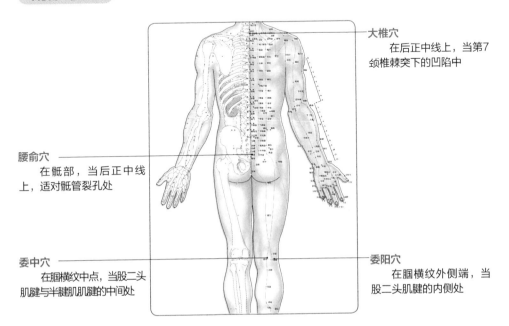

**大椎穴**
在后正中线上，当第7颈椎棘突下的凹陷中

**腰俞穴**
在骶部，当后正中线上，适对骶管裂孔处

**委中穴**
在腘横纹中点，当股二头肌腱与半腱肌肌腱的中间处

**委阳穴**
在腘横纹外侧端，当股二头肌腱的内侧处

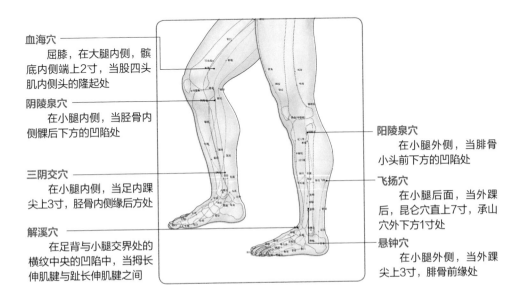

**血海穴**
屈膝，在大腿内侧，髌底内侧端上2寸，当股四头肌内侧头的隆起处

**阴陵泉穴**
在小腿内侧，当胫骨内侧髁后下方的凹陷处

**三阴交穴**
在小腿内侧，当足内踝尖上3寸，胫骨内侧缘后方处

**解溪穴**
在足背与小腿交界处的横纹中央的凹陷中，当拇长伸肌腱与趾长伸肌腱之间

**阳陵泉穴**
在小腿外侧，当腓骨小头前下方的凹陷处

**飞扬穴**
在小腿后面，当外踝后，昆仑穴直上7寸，承山穴外下方1寸处

**悬钟穴**
在小腿外侧，当外踝尖上3寸，腓骨前缘处

199

# 107 刮痧疗法二 治疗风湿性关节炎

对于风湿性关节炎患者，刮痧可以扩张其毛细血管，增加汗腺分泌，促进血液循环，进而起到调整经气、解除疲劳、增加免疫功能的作用。

## ●取穴原理

1. 刮拭身体各部位对应下肢关节的全息穴区，可以间接调节人体下肢关节功能，从而改善下肢关节处的病症，促进下肢关节的健康。

2. 刮拭腰背部的督脉和膀胱经，可促进人体的肾精旺盛，使骨髓得到濡养，从而达到强健骨骼的目的。

3. 通过刮拭身体疼痛的关节，可快速缓解关节疼痛。

## ●刮痧取穴

1. 身体上的全息穴区：额顶带后1/3处，额中带，顶颞前斜带和顶颞后斜带。

2. 背部穴位：督脉（从大椎穴至腰俞穴），膀胱经（从大杼穴至肾俞穴）。

3. 四肢穴位：阿是穴，即病变关节的局部压痛点。

## ●刮痧疗法

1. 以厉刮法刮拭头部额顶带后1/3处、顶颞前斜带或顶颞后斜带。

2. 用刮痧板下缘的1/3部分接触皮肤，向刮拭方向倾斜45°，用长刮法从上向下刮拭背部。

3. 在病变关节处，用面刮法从上向下刮拭。

## ●特别提醒

1. 对年老体弱、关节畸形、肌肉萎缩者宜用力度小、速度慢的方法进行刮拭。

2. 由于人体膝关节的结构复杂，刮痧时宜用刮痧板的棱角进行刮拭，以便掌握刮痧的正确部位和方向，不致于损伤关节。

3. 刮膝关节后方及下端时易起痧斑，此时宜轻刮；如遇曲张的静脉可改变方向，由下向上进行刮拭。

# 刮痧疗法

针对风湿性关节炎下肢的刮拭区域，主要包括阿是穴（即身体疼痛处）、身体的全息区域（主要在头部）、背部的督脉和膀胱经。

## 刮痧取穴

**身体上的全息区域**

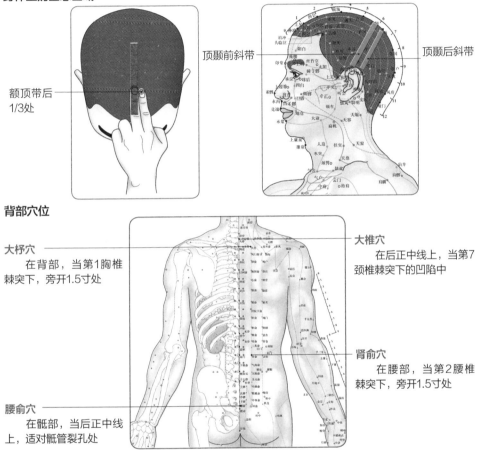

额顶带后1/3处

顶颞前斜带

顶颞后斜带

**背部穴位**

大杼穴
在背部，当第1胸椎棘突下，旁开1.5寸处

大椎穴
在后正中线上，当第7颈椎棘突下的凹陷中

肾俞穴
在腰部，当第2腰椎棘突下，旁开1.5寸处

腰俞穴
在骶部，当后正中线上，适对骶管裂孔处

## 操作步骤

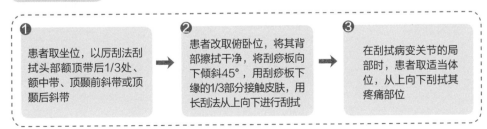

❶
患者取坐位，以厉刮法刮拭头部额顶带后1/3处、额中带、顶颞前斜带或顶颞后斜带

❷
患者改取俯卧位，将其背部擦拭干净，将刮痧板向下倾斜45°，用刮痧板下缘的1/3部分接触皮肤，用长刮法从上向下进行刮拭

❸
在刮拭病变关节的局部时，患者取适当体位，从上向下刮拭其疼痛部位

# ⑩ 刮痧疗法三 治疗膝关节痛

膝关节痛常见于风湿性和类风湿性关节炎、膝关节韧带损伤、膝关节半月板损伤、膝关节骨质增生、膝关节周围纤维组织炎等病症的患者，可通过刮痧来治疗。

## ●取穴原理

1. 犊鼻穴和鹤顶穴是治疗膝关节疼痛的奇效穴。还有一些穴位位于膝关节处，疏通这些穴位可祛风散寒，活血通络，治疗膝关节痛。如按摩阴陵泉穴具有清热化湿、通利三焦的作用；而阳陵泉穴主筋，按摩它有健骨强筋、祛风除湿的功效。

2. 刮拭身体各部位对应膝关节的全息穴区，可以间接调节膝关节功能，从而改善膝关节处的病症，促进膝关节的健康。

## ●刮痧取穴

1. 膝关节周围的穴位：梁丘穴、膝阳关穴、阳陵泉穴、阴陵泉穴、鹤顶穴、犊鼻穴、足三里穴、血海穴。

2. 身体的全息区域：顶颞后斜带、顶颞前斜带、手部的腿区。

## ●刮痧疗法

1. 犊鼻穴：用点按法点按双膝上的膝眼穴。

2. 鹤顶穴：用面刮法从鹤顶穴上方向膝下方滑动着进行刮拭。

3. 梁丘穴：用面刮法从上向下进行刮拭。

4. 足三里穴：用面刮法从上向下进行刮拭。

5. 膝阳关穴和阳陵泉穴：用面刮法从上向下进行刮拭。

6. 阴陵泉穴：用面刮法从上向下进行刮拭。

7. 顶颞斜带：用厉刮法刮拭头部两侧顶颞前斜带、后斜带上1/3处，寻找痛点，并对敏感点进行重点刮拭。

## ●特别提醒

1. 软组织损伤性膝关节痛的患者在24小时内不宜在关节部位上进行刮痧。

2. 膝关节韧带损伤严重或关节肿胀积液者，可刮拭远端穴位或膝关节上的全息穴位。

# 刮痧疗法

人体出现膝关节疼痛时，除了要刮拭相应的穴位外，还要刮拭身体的反射区。刮拭的具体方法有厉刮法、面刮法、点按法。

## 刮痧取穴

**下肢穴位**

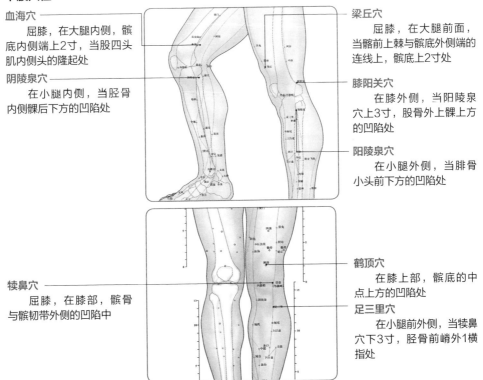

**血海穴**

　　屈膝，在大腿内侧，髌底内侧端上2寸，当股四头肌内侧头的隆起处

**阴陵泉穴**

　　在小腿内侧，当胫骨内侧髁后下方的凹陷处

**犊鼻穴**

　　屈膝，在膝部，髌骨与髌韧带外侧的凹陷中

**梁丘穴**

　　屈膝，在大腿前面，当髂前上棘与髌底外侧端的连线上，髌底上2寸处

**膝阳关穴**

　　在膝外侧，当阳陵泉穴上3寸，股骨外上髁上方的凹陷处

**阳陵泉穴**

　　在小腿外侧，当腓骨小头前下方的凹陷处

**鹤顶穴**

　　在膝上部，髌底的中点上方的凹陷处

**足三里穴**

　　在小腿前外侧，当犊鼻穴下3寸，胫骨前嵴外1横指处

## 操作步骤

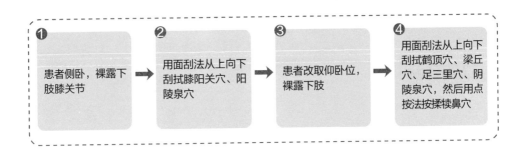

**❶** 患者侧卧，裸露下肢膝关节

**❷** 用面刮法从上向下刮拭膝阳关穴、阳陵泉穴

**❸** 患者改取仰卧位，裸露下肢

**❹** 用面刮法从上向下刮拭鹤顶穴、梁丘穴、足三里穴、阴陵泉穴，然后用点按法按揉犊鼻穴

# 109 刮痧疗法四 治疗小腿痉挛

小腿痉挛俗称"小腿抽筋"，医学上称其为"腓肠肌痉挛"。当腓肠肌出现痉挛时，小腿的局部会出现剧烈疼痛，影响人体的活动。现代医学认为，小腿痉挛与体内缺钙以及出汗后钾盐、钠盐的流失有关。中医认为，此病的发生与体内气血不足有关，所以，可通过刮痧的方法来促进体内血液循环，进而减少小腿痉挛的发生。

## ●取穴原理

水沟穴主治中风、昏迷、抽搐、急性腰扭伤等病症，点按此穴也可快速缓解小腿痉挛。委中穴是膀胱经的合穴，有祛风除湿的功效，可调节膀胱经经气；委阳穴是膀胱经的重要穴位；阴谷穴是肾经的合穴。拍打以上3个穴位，可疏经活血，具有预防和治疗小腿痉挛的效果。液门穴是三焦经的荥穴，水气出入的"门户"，有通调水气的功效。承筋穴和承山穴是最靠近腓肠肌的穴位，可舒筋活血，主治小腿痉挛。刮拭阳陵泉穴至悬钟穴、阴陵泉穴至三阴交穴均可通调人体的"水道"，通经活络。

## ●刮痧取穴

1. 面部穴位：水沟穴。

2. 上肢穴位：液门穴。

3. 下肢穴位：阳陵泉穴、悬钟穴、委阳穴、承筋穴、承山穴、阴谷穴、委中穴、阴陵泉穴、三阴交穴。

## ●刮痧疗法

1. 水沟穴：用重力以点按法连续进行点按。

2. 腘窝：在腘窝处涂上刮痧油，用拍打法进行刮拭。

3. 液门穴：用垂直点按法进行刮拭。

4. 从承筋穴至承山穴：用面刮法自上而下地进行刮拭。

5. 从阳陵泉穴至悬钟穴：用面刮法自上而下地进行刮拭。

6. 从阴陵泉穴至三阴交穴：用面刮法自上而下地进行刮拭。

## ●特别提醒

经常出现小腿痉挛者，要注意对下肢进行保暖和补钙。如果通过刮痧、补钙、保暖这3项措施仍不能控制症状，应及时到医院查明原因，警惕患上血管性疾病。

# 刮痧疗法

对于小腿痉挛，除了刮拭下肢穴位，还需刮拭面部的水沟穴、手部的液门穴。具体的刮拭方法有面刮法、点按法。

## 刮痧取穴

**下肢穴位**

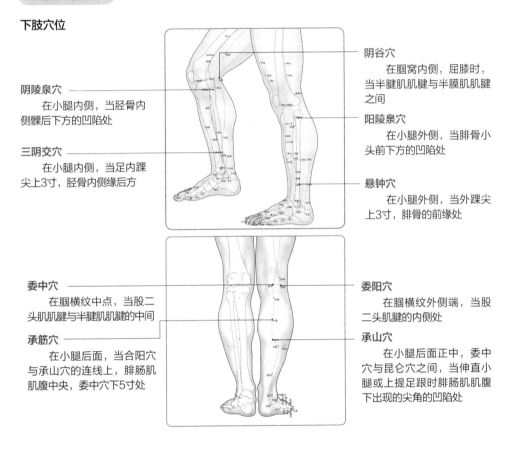

**阴谷穴**
在腘窝内侧，屈膝时，当半腱肌肌腱与半膜肌肌腱之间

**阴陵泉穴**
在小腿内侧，当胫骨内侧髁后下方的凹陷处

**三阴交穴**
在小腿内侧，当足内踝尖上3寸，胫骨内侧缘后方

**阳陵泉穴**
在小腿外侧，当腓骨小头前下方的凹陷处

**悬钟穴**
在小腿外侧，当外踝尖上3寸，腓骨的前缘处

**委中穴**
在腘横纹中点，当股二头肌肌腱与半腱肌肌腱的中间

**承筋穴**
在小腿后面，当合阳穴与承山穴的连线上，腓肠肌肌腹中央，委中穴下5寸处

**委阳穴**
在腘横纹外侧端，当股二头肌肌腱的内侧处

**承山穴**
在小腿后面正中，委中穴与昆仑穴之间，当伸直小腿或上提足跟时腓肠肌肌腹下出现的尖角的凹陷处

## 操作步骤

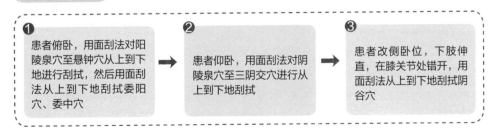

❶
患者俯卧，用面刮法对阳陵泉穴至悬钟穴从上到下地进行刮拭，然后用面刮法从上到下地刮拭委阳穴、委中穴

❷
患者仰卧，用面刮法对阴陵泉穴至三阴交穴进行从上到下地刮拭

❸
患者改侧卧位，下肢伸直，在膝关节处错开，用面刮法从上到下地刮拭阴谷穴

# 110 刮痧疗法五 治疗下肢酸痛

下肢酸痛以膝关节酸痛最为多见。膝关节是人体关节中负重最多且运动量最大的关节，最容易出现劳损和运动损伤。中医认为，肝主筋，肾主骨，下肢出现酸痛、沉重感，与肝肾不足、筋疲骨弱有关。此外，肾阳不足，气血运行无力，不能抵御寒邪侵袭；肝血虚，血不荣筋，导致下肢膝关节上的经脉气血不足或气滞血淤，而使人出现酸痛、沉重的感觉。因此，当下肢还未出现运动损伤，但有酸痛症状时，可以用刮痧法进行治疗。

## ●取穴原理

1. 膀胱经气血运行不畅是导致下肢酸痛的一个重要原因，人体背部的志室穴、肾俞穴和髋部的环跳穴是膀胱经的重要穴位。刮拭这些穴位，可疏通膀胱经。

2. 刮拭督脉的命门穴对肾气不足、精力衰退等病症有固本培元的作用。

3. 膝关节周围有6条经脉经过，分别是：足太阳膀胱经、足阳明胃经、足厥阴肝经、足太阴脾经、足少阴肾经、足少阳胆经。刮拭这些经脉，可疏通膝关节周围的气血。

## ●刮痧取穴

1. 背部穴位：志室穴、肾俞穴、命门穴。

2. 下肢穴位：犊鼻穴、环跳穴。

## ●刮痧疗法

1. 命门穴：用面刮法从上向下地进行刮拭。

2. 肾俞穴：用面刮法从上向下地进行刮拭。

3. 志室穴：用面刮法从上向下地进行刮拭。

4. 犊鼻穴：用点按法进行点拭。

5. 膝关节周围的经脉：从膝关节上3寸处至膝关节下3寸处，用面刮法刮拭膝关节周围的6条经脉。

## ●特别提醒

1. 拍打腘窝时，被拍打者采取俯卧位，拍打者用手托住被拍打者的膝关节前髌骨部位。拍打力度要由轻逐渐加重。

2. 患者的膝关节处有静脉曲张或急性膝关节韧带损伤时，不能进行局部刮拭。

# 刮痧疗法

下肢有酸痛症状时，主要刮拭背部和下肢的穴位。刮拭方法有面刮法和点按法。

## 刮痧取穴

**背部穴位**

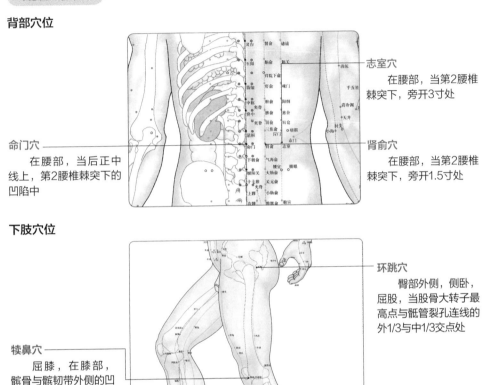

**志室穴**

在腰部，当第2腰椎棘突下，旁开3寸处

**命门穴**

在腰部，当后正中线上，第2腰椎棘突下的凹陷中

**肾俞穴**

在腰部，当第2腰椎棘突下，旁开1.5寸处

**下肢穴位**

**环跳穴**

臀部外侧，侧卧，屈股，当股骨大转子最高点与骶管裂孔连线的外1/3与中1/3交点处

**犊鼻穴**

屈膝，在膝部，髌骨与髌韧带外侧的凹陷中

## 操作步骤

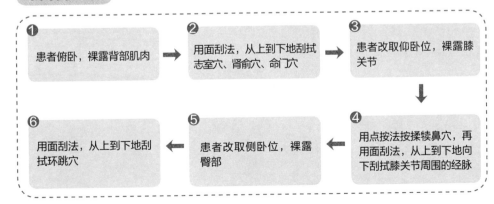

❶ 患者俯卧，裸露背部肌肉

❷ 用面刮法，从上到下地刮拭志室穴、肾俞穴、命门穴

❸ 患者改取仰卧位，裸露膝关节

❹ 用点按法按揉犊鼻穴，再用面刮法，从上到下向下刮拭膝关节周围的经脉

❺ 患者改取侧卧位，裸露臀部

❻ 用面刮法，从上到下地刮拭环跳穴

# ⑪ 刮痧疗法六 治疗足跟痛

足部支撑着我们全身的力量，而足跟更是整个足部的重要受力点。如果足部长期水肿，又得不到很好的保养，足跟部的软组织就可能会出现损伤，如足部出现滑囊炎、跟腱炎；或足跟的骨质增生，都会引起足跟的疼痛。而刮痧疗法对治疗这类疾病有很好的疗效。

## ●取穴原理

1. 取大陵穴与患侧足跟部的太溪穴、水泉穴、照海穴及足底涌泉穴相配合，既可疏通局部经脉、气血，治疗足跟疼痛，又可调节阴阳，益肾补虚。

2. 刮拭头部额顶带后的1/3处可以激发肾气；刮拭头部及第2掌骨桡侧足部的全息穴区，可以间接改善足部血液循环。

## ●刮痧取穴

1. 上肢穴位：大陵穴。

2. 下肢穴位：水泉穴、太溪穴、照海穴、跗阳穴、申脉穴、委中穴、承山穴、涌泉穴。

3. 身体的全息区域：顶颞后斜带、顶颞前斜带、额顶带、手部的足区。

## ●刮痧疗法

1. 大陵穴：以面刮法刮拭患侧上肢大陵穴。

2. 委中穴至承山穴：以面刮法刮拭。

3. 跗阳穴至申脉穴：以面刮法刮拭。

4. 太溪穴：用平面按揉法刮拭患侧。

5. 水泉穴：用平面按揉法刮拭患侧。

6. 照海穴：用平面按揉法刮拭患侧。

7. 涌泉穴：用面刮法刮拭患侧足底的涌泉穴。

8. 额顶带：以厉刮法刮拭头部额顶带后的1/3处。

9. 顶颞斜带：以厉刮法刮拭头部两侧顶颞前斜带、后斜带上的1/3处。

10. 手部的足区：用垂直按揉法按揉第2掌骨桡侧的足区。

# 刮痧疗法

对于足跟痛的治疗，除了刮拭上肢、下肢上的相关穴位外，还要刮拭头部和手部上的身体反射区。

## 刮痧取穴

**下肢穴位**

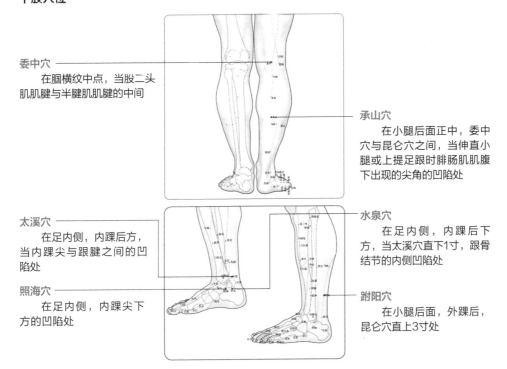

委中穴
　　在腘横纹中点，当股二头肌肌腱与半腱肌肌腱的中间

承山穴
　　在小腿后面正中，委中穴与昆仑穴之间，当伸直小腿或上提足跟时腓肠肌肌腹下出现的尖角的凹陷处

太溪穴
　　在足内侧，内踝后方，当内踝尖与跟腱之间的凹陷处

水泉穴
　　在足内侧，内踝后下方，当太溪穴直下1寸，跟骨结节的内侧凹陷处

照海穴
　　在足内侧，内踝尖下方的凹陷处

跗阳穴
　　在小腿后面，外踝后，昆仑穴直上3寸处

## 操作步骤

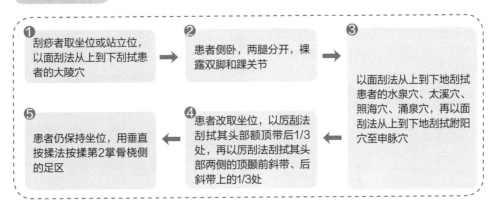

❶ 刮痧者取坐位或站立位，以面刮法从上到下刮拭患者的大陵穴

❷ 患者侧卧，两腿分开，裸露双脚和踝关节

❸ 以面刮法从上到下地刮拭患者的水泉穴、太溪穴、照海穴、涌泉穴，再以面刮法从上到下地刮拭跗阳穴至申脉穴

❹ 患者改取坐位，以厉刮法刮拭其头部额顶带后1/3处，再以厉刮法刮拭其头部两侧的顶颞前斜带、后斜带上的1/3处

❺ 患者仍保持坐位，用垂直按揉法按揉第2掌骨桡侧的足区

# ⑪2 药膳疗法一 治疗坐骨神经痛

　　中医认为，坐骨神经痛的发病是以肝肾不足、气血两虚为内在因素，以风、寒、湿、热之邪入侵为外在因素导致的。患者表现为腰腿痛、活动受限等。对坐骨神经痛的饮食调养，实证以"祛邪"为主，虚证以补益为主。

## ●乌头汤

　　【材料】粳米 50 克，生川乌 10 克，薏苡仁 20 克，生姜汁、蜂蜜各少许。

　　【做法】将粳米、生川乌、薏苡仁放入锅中，加水 500 毫升，煮沸后放入生姜汁、蜂蜜，改文火，煮至米烂。

　　【用法】隔日食用 1 次。此方不宜长期食用。

　　【功效】温经散寒、除痹止痛。适用于由寒邪痹阻引起的筋骨剧痛、关节不得屈伸者。

## ●蜜汁木瓜

　　【材料】木瓜 1 个，蜂蜜适量，生姜 2 克。

　　【做法】将木瓜洗净，去皮，切片，放入锅中，加水 300 毫升，调入适量蜂蜜，放入生姜煮开，用微火煮约 10 分钟即可。

　　【用法】每日食用 1 次，作为早餐食用。

　　【功效】祛风利湿、舒筋止痛。适用于湿痹筋挛、关节疼痛者。

## ●木瓜薏苡仁粥

　　【材料】木瓜 10 克，薏苡仁 30 克，白糖适量。

　　【做法】将木瓜、薏苡仁洗净后放入锅中，加水 200 毫升，用文火炖至薏苡仁熟烂，加白糖后稍炖即可。

　　【用法】每日食用 1 次。

　　【功效】祛风除湿、舒筋止痛。用于治疗手足痉挛、活动不利、不得屈伸的风湿痹症。

## ●猪肉鳝鱼羹

　　【材料】杜仲 15 克，鳝鱼 250 克，猪肉 100 克，葱、生姜、料酒、食用油、醋、胡椒粉、香菜各适量。

　　【做法】杜仲水煎后备用；鳝鱼洗净去肠肚，切段；猪肉剁成末，放油炒。加水及杜仲汁，放入鳝鱼段、葱、生姜、料酒，煮沸后改文火煮，加醋、胡椒粉后起锅，撒入香菜。

　　【用法】佐餐食用，每日食用 1 次。

　　【功效】补肝肾、益气血、祛风通络，适用于由肝脾两虚导致的痹痛无力者。

# 药性药效

## 川乌

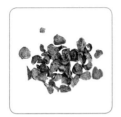

属性：味辛苦，性热。

功效：祛风除湿、温经止痛。用于治疗风寒湿痹、关节疼痛、心腹冷痛、寒疝作痛等。

## 生姜

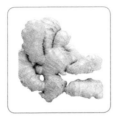

属性：味辛，性温。

功效：散寒、止呕。可治痰饮咳喘、脘腹胀满、腹泻，可解半夏、天南星及鱼蟹、鸟兽肉之毒。

## 蜂蜜

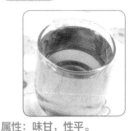

属性：味甘，性平。

功效：用于治疗脾胃虚弱、体倦少食、脘腹疼痛、肺燥咳嗽、痰少或干咳、肠燥津枯、大便秘结等。

## 木瓜

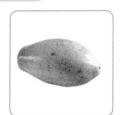

属性：味酸，性温。

功效：对腰膝无力、关节肿痛等症状疗效显著，还可治脚气剧痒、呕逆、心膈痰唾、心腹痛等。

## 薏苡仁

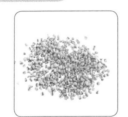

属性：味甘，性凉。

功效：健脾渗湿、除痹止泻。用于治疗水肿、脚气病、小便不利、湿痹拘挛、脾虚泄泻等。

## 杜仲

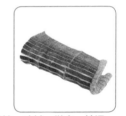

属性：味甘，微辛，性温。

功效：补肝肾、强筋骨、安胎。可治腰背酸痛、足膝萎弱、小便余沥、胎漏欲坠、胎动不安、高血压等。

## 鳝鱼

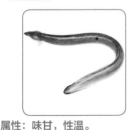

属性：味甘，性温。

功效：益气血、补肝肾、强筋骨、祛风湿。主治虚劳、疳积、阳痿、腰痛、腰膝酸软、风寒温痹、产后小便淋沥、痔疮等。

## 猪肉

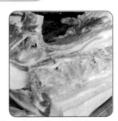

属性：味甘咸，性微寒。

功效：补肾养血、滋阴润燥。主治热病伤津、消渴赢瘦、肾虚体弱、产后血虚、燥咳、便秘等。

## 香菜

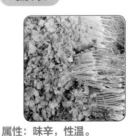

属性：味辛，性温。

功效：用于治疗脾胃不和、食欲不振、风寒感冒、发热无汗、麻疹透发不畅等。

# ⑬ 药膳疗法二 治疗风湿性关节炎

风湿性关节炎患者的饮食需要注意以下一些原则：饮食要节制，不可因担心体质虚弱、营养不够而暴饮暴食；饮食宜清淡，不可偏食，要将五谷杂粮、蔬菜瓜果等合理地搭配食用；正确对待食补和药补，如牛奶、豆浆、麦乳精、巧克力等虽属营养佳品，但体内有湿热或舌苔厚腻者最好不要食用。

## ● 牛膝蹄筋

【材料】牛膝20克，水发鹿蹄筋（或猪蹄筋）100克，鸡肉500克，火腿50克，水发香菇25克，胡椒粉、味精、料酒、生姜片、葱段、盐各适量。

【做法】将牛膝洗净、浸润后，切成斜片；蹄筋洗净切段，火腿、香菇切丝；鸡肉洗净，剁成小块。将蹄筋段、鸡肉块放入蒸碗内，把牛膝片摆在鸡肉块的上面，将火腿丝和香菇丝撒在上述食材周围；放入生姜片、葱段、料酒、盐、胡椒粉、味精，上屉蒸约3个小时；待蹄筋熟烂后，拣去牛膝片、生姜片、葱段即可。

【用法】佐餐食用。

【功效】祛风湿、补肝肾、强筋骨，适用于治疗风湿性关节炎、手脚乏力、筋骨疼痛等病症。

## ● 木瓜薏苡仁粥

【材料】木瓜50克，薏苡仁30克，粳米30克。

【做法】将木瓜和薏苡仁、粳米一起放入锅内，加入适量冷水，用武火煮沸后，再用文火炖烂即可。

【用法】喜欢甜食者可加入白糖少许，每日或隔日食用1次。

【功效】木瓜有祛湿、舒筋的功效，薏苡仁有祛湿通痹的作用，2药同用，效果更佳。下肢踝关节、膝关节痛，筋脉不舒，湿邪痹阻者，常食用该粥有较好的疗效。

## ● 千斤拔瘦肉汤

【材料】千斤拔50克，狗脊20克，猪瘦肉80克，盐适量。

【做法】将上述材料洗净，加入水和盐，放入锅中煮熟。

【用法】佐餐食用，吃肉，喝汤，每日食用1次。

【功效】补肝肾、强腰膝。对增生性脊柱炎、风湿性关节炎、老年性类风湿性脊柱炎、腰肌劳损、阳痿等有疗效。

# 药性药效

### 牛膝

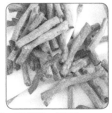

属性：味苦酸，性平。

功效：散淤血，消痈肿。可治淋病、尿血、闭经、症瘕、难产、产后淤血腹痛、喉痹、痈肿等病。

### 鹿蹄筋

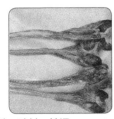

属性：味甘，性温。

功效：强筋壮骨、填精益髓。用于治疗肝肾亏虚、劳损、风寒痹痛、转筋、腰背疼痛、下肢疲乏或软弱无力等。

### 鸡肉

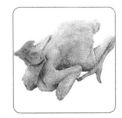

属性：味甘，性微温。

功效：补中健脾、益气养血、补肾益精。用于治疗虚损羸瘦、病后体弱乏力、脾胃虚弱、食少反胃、气血不足、头晕、心悸等。

### 香菇

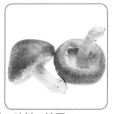

属性：味甘，性平。

功效：补肝肾、健脾胃、益气血、益智安神。主治食欲不振、身体虚弱、小便失禁、大便秘结、形体肥胖、肿瘤疮疡等。

### 胡椒

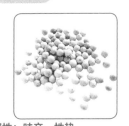

属性：味辛，性热。

功效：温中散寒、下气消痰。用于治疗胃寒呕吐、腹痛泄泻、食欲不振、癫痫、寒痰壅盛等。

### 木瓜

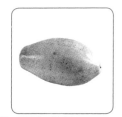

属性：味酸，性温。

功效：对腰膝无力、关节肿痛等症状的疗效显著。可治脚气剧痒、呕逆、心膈痰唾、心腹痛等。

### 猪蹄

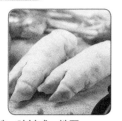

属性：味甘咸，性平。

功效：猪蹄可"填肾精而健腰膝，滋胃液以润皮肤，长肌肉可愈疮疡，助血脉能充乳汁，较肉尤补。"

### 千斤拔

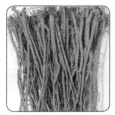

属性：味甘辛，性微温。

功效：用于治疗风湿性关节炎、腰腿痛、腰肌劳损、白带增多、跌打损伤等。

### 狗脊

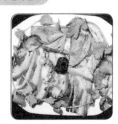

属性：味甘苦，性温。

功效：可温肾壮阳、温补脾胃。用于治疗肾阳虚所致的腰膝冷痛、小便频数、水肿和脾胃阳气不足所致的脘腹胀满、腹部冷痛等。

# 114 药膳疗法三 治疗类风湿性关节炎

　　类风湿性关节炎好发于人体的关节，特点是关节出现晨僵、疼痛、肿胀。此病的发病机理尚未明确，一般认为是由于人体受凉、潮湿、劳累、精神创伤、营养不良、外伤或环境潮湿等所致，可能与遗传因素有关。类风湿性关节炎可通过药膳疗法来改善。

## ●玫瑰归红汤

【材料】玫瑰花20克，当归15克，红花10克。

【做法】将上述药材放入药罐，加水300毫升，煎煮半小时，将药汁滤出。再加水300毫升，煎煮半小时，将药汁滤出。将2次药汁混合。

【用法】将上述药汁分2次，趁热用料酒冲服。

【功效】补血、活血、理气散淤，适用于治疗风湿关节炎、类风湿性关节炎。

## ●鹿角胶烊奶

【材料】鹿角胶8克，牛奶200毫升，蜂蜜适量。

【做法】将牛奶煮沸，加入鹿角胶中，再加入蜂蜜，调匀即可。

【用法】每日睡前饮用。

【功效】对治疗类风湿性关节炎、骨质增生症、骨质疏松症、肾虚腰痛很有帮助。

## ●黑豆汤

【材料】食用油300毫升，白糖500克，生姜100克，黑豆500克，大米1000克。

【做法】先将黑豆泡开，再用食用油炸透。把大米加水煮烂，放入黑豆，加白糖、生姜，煮成汤。

【用法】佐餐食用。

【功效】主治类风湿性关节炎。

## ●薏苡仁干姜粥

【材料】薏苡仁150克，干姜9克，白糖5克。

【做法】把薏苡仁、干姜加水煮成粥，加白糖。

【用法】每天1次，连服1个月。

【功效】祛风湿，对治疗类风湿性关节炎很有帮助。

# 药性药效

### 玫瑰花

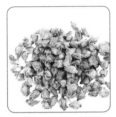

属性：味甘，微苦，性温。

功效：行气解郁、活血止痛。用于治疗肝胃气痛、食少呕恶、月经不调、跌扑损伤等。

### 当归

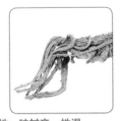

属性：味甘辛，性温。

功效：补血、活血、润肠通便。用于治疗血虚萎黄、眩晕心悸、月经不调、痛经、虚寒腹痛、跌打损伤等。

### 红花

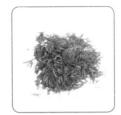

属性：味辛，性温。

功效：活血通经、祛淤止痛。可治难产、死胎、产后恶露不已、淤血作痛、痈肿、跌打损伤等症。

### 鹿角胶

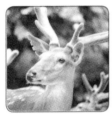

属性：味甘咸，性温。

功效：温补肝肾、补益精血、止血。用于治疗肾阳虚衰、精血不足、虚弱消治疗瘦、虚寒性吐血、崩漏、尿血等。

### 牛奶

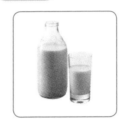

属性：味甘，性平。

功效：补气血、益肺胃、生津润肠。用于治疗久病体虚、气血不足、营养不良、噎膈反胃、胃及十二指肠溃疡、消渴、便秘等。

### 蜂蜜

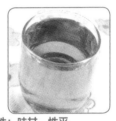

属性：味甘，性平。

功效：用于治疗脾胃虚弱、体倦少食、脘腹疼痛，或泻痢腹痛、肺燥咳嗽、痰少或干咳、肠燥津枯、大便秘结、疮疡热毒等。

### 白糖

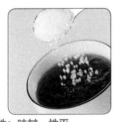

属性：味甘，性平。

功效：润肺生津、补中缓急。用于治疗肺燥咳嗽、津液不足、口干渴、脾虚腹痛，或饮酒过度、胃气不和等。

### 黑豆

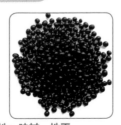

属性：味甘，性平。

功效：补肾益阴、健脾利湿。主治肾虚阴亏、小便频数、头晕目眩、脚气水肿、腰痛等症。

### 干姜

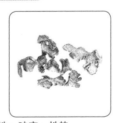

属性：味辛，性热。

功效：温中祛寒、回阳通脉。可治心腹冷痛、吐泻、肢冷脉微、风寒湿痹、阳虚、吐衄、便血等症。

# (115) 药膳疗法四 治疗下肢肌肉劳损

下肢肌肉劳损是一种反复积累的慢性损伤，主要表现为人体的腿部肌肉酸痛无力、局部压痛、下肢活动受限，继而出现持续性的疼痛、酸胀、肌肉硬结、功能障碍等。药膳疗法的原则是活血通络、行气止痛。

## ●鳝鱼强筋汤

【材料】鳝鱼250克，党参25克，当归10克，牛蹄筋15克，料酒5毫升，葱5克，生姜5克，食用油10毫升，盐3克。

【做法】将牛蹄筋泡发，除去筋膜，切长段；党参、当归切片，装入袋中，扎口；鳝鱼洗净后切段，放入油锅中炸至金黄。锅中加水，煮沸，把全部材料同时放入锅中煮至熟烂，最后拣去药包即可。

【用法】佐餐食用。

【功效】补中益血、通经活络、行气止痛、强筋健骨。

## ●牛蹄筋花生汤

【材料】牛蹄筋100克，花生仁（生）150克，红糖5克。

【做法】将牛蹄筋浸入温水中泡发，切成小段，与洗净的花生仁一起放入砂锅中；加入水，以文火炖煮2个小时，至牛蹄筋与花生仁熟烂、汤汁浓稠时，加入红糖，搅匀即可。

【用法】佐餐食用。

【功效】活血通络、祛湿止痛、强筋健骨。

## ●良姜猪脊骨粥

【材料】猪脊骨250克，大米120克，高良姜10克，薏苡仁30克，生姜10片，杜仲10克，桑寄生20克，盐3克。

【做法】将上述药材水煎去渣，加入洗净的猪脊骨和大米，加水焖煮至所有材料熟后，加盐调味。

【用法】作为主食食用。

【功效】活血通络、强筋壮骨，有助劳损组织的恢复。

## ●薏苡仁生姜羊肉汤

【材料】薏苡仁50克，生姜20克，羊肉250克，盐3克。

【做法】将以上材料洗净后加入适量水，以文火煲煮，加盐调味。

【用法】佐餐食用。

【功效】温经、通络、强筋，有助劳损组织的恢复。

# 药性药效

## 鳝鱼

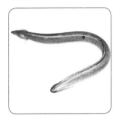

属性：味甘，性温。

功效：益气血、补肝肾、强筋骨、祛风湿。主治虚劳、疳积、阳痿、腰痛、腰膝酸软、风寒湿痹、产后小便淋沥、痔瘘等。

## 党参

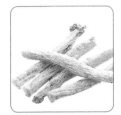

属性：味甘，微酸，性平。

功效：补中益气、健脾益肺。用于治疗脾肺虚弱、气短心悸、食少便溏、虚喘咳嗽、内热消渴等。

## 当归

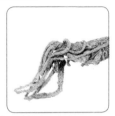

属性：味甘辛，性温。

功效：补血、活血、润肠通便。用于治疗血虚萎黄、眩晕心悸、月经不调、痛经、虚寒腹痛、跌打损伤等。

## 牛蹄筋

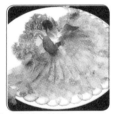

属性：味甘，性温。

功效：益气、补虚、温中，可治疗虚劳羸瘦、腰膝酸软、产后虚冷、腹痛、寒疝腹痛、反胃。

## 花生

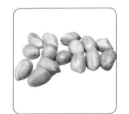

属性：味甘，性平。

功效：健脾、和胃、补肾、通乳。用于治疗脾虚少食、消瘦乏力或小儿营养不良、产后缺乳、气血不足、脾气虚弱、脚气病等。

## 高良姜

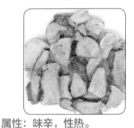

属性：味辛，性热。

功效：温胃散寒、消食止痛。用于治疗脘腹冷痛、胃寒呕吐、嗳气吞酸等。

## 杜仲

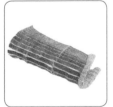

属性：味甘，微辛，性温。

功效：补肝肾、强筋骨、安胎。可治腰背酸痛、足膝萎弱、小便余沥、孕妇胎漏欲坠、胎动不安、高血压等。

## 薏苡仁

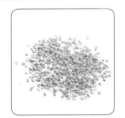

属性：味甘，性凉。

功效：健脾渗湿、除痹止泻。用于治疗水肿、脚气病、小便不利、湿痹拘挛、脾虚泄泻等。

## 羊肉

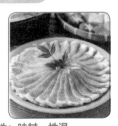

属性：味甘，性温。

功效：补虚劳、祛积冷、益肾气、补形衰、补益产妇、通乳止带、助元阳、益精血。

# (116) 药膳疗法五 治疗足跟痛

　　足跟痛在中医中属于"痹症"，多由人体肝肾阴虚、精髓不足引起，所以在食疗上应以养阴益肾、益精生髓、通经活血、化淤止痛为目的。

## ●跟痛平

　　【材料】黑芝麻、核桃仁、黑木耳各500克，白糖适量。

　　【做法】将黑芝麻、核桃仁、黑木耳洗净，晾干，在热锅中炒熟，研成末，加入白糖，拌匀。

　　【用法】分次服用。

　　【功效】滋肾、养阴、除烦，用于治疗肾虚型足跟痛。

## ●三色猪脊骨汤

　　【材料】枸杞子20克，何首乌20克，猪脊骨500克，生姜、葱、料酒、盐各适量。

　　【做法】将枸杞子、何首乌分别洗净，将猪脊骨洗净后切成块；将上述材料一同放入锅内，加入清水1000毫升，加入生姜、葱，用武火煮开，去掉浮沫；然后再煮3分钟，在锅中加入料酒、盐等调味；再用文火煨1个小时。

　　【用法】分次服食。

　　【功效】补肝肾、强筋骨，用于治疗肝肾亏损型足跟痛。

## ●肉桂粥

　　【材料】肉桂20克，粳米50克。

　　【做法】将肉桂洗净，粳米淘净，放入锅中；加入清水700毫升，用武火煮开；5分钟后改为文火，煮30分钟。

　　【用法】分次服用。

　　【功效】温中助阳、散寒止痛，适用于治疗足跟痛。

## ●益精壮骨粥

　　【材料】黄豆100克，猪蹄2只，粳米50克，生姜、葱、料酒各适量。

　　【做法】将黄豆洗净后泡开，将上述材料加入水中同煮，粥成后加入生姜、葱、料酒即可。

　　【用法】分次服用，连服7日。

　　【功效】益精血、壮筋骨，适用于治疗足跟痛。

# 药性药效

### 黑芝麻

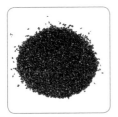

属性：味甘，性平。

功效：补肝肾、益精血、润肠通便。可治头晕眼花、耳鸣、须发早白、病后脱发、肠燥便秘等症。

### 核桃仁

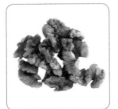

属性：味甘，性温。

功效：补肾固精、温肺定喘、润肠通便。用于治疗肾虚、腰酸足软、阳痿遗精、虚寒咳喘、肺虚久咳、肠燥便秘等症。

### 黑木耳

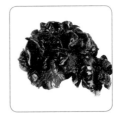

属性：味甘，性平。

功效：主治气虚或血热所致的腹泻、崩漏、尿血、齿龈疼痛、脱肛、便血等病症。

### 枸杞子

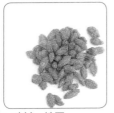

属性：味甘，性平。

功效：滋肾、润肺、养肝、明目，可治肝肾阴虚、腰膝酸软、头晕、目眩、目昏多泪等症。

### 何首乌

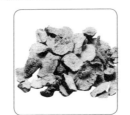

属性：味甘苦，性微温。

功效：补肾益精、生发、乌发。对气血不足引起的毛发脱落、小便频数、女性月经不调均有疗效。

### 猪脊骨

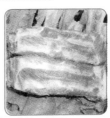

属性：味甘，性平。

功效：滋补肾阴、填补精髓。用于治疗肾虚耳鸣、腰膝酸软、阳痿、遗精、烦热、贫血等。

### 肉桂

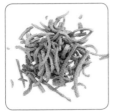

属性：味辛甘，性热。

功效：补元阳、暖脾胃、除积冷、通血脉。可治肢冷脉微、腹痛、腹泻、腰膝冷痛、虚阳浮越、上热下寒等症。

### 粳米

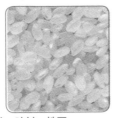

属性：味甘，性平。

功效：可补脾胃、养五脏、壮气力，促进人体肠胃蠕动，预防糖尿病、脚气病、老年斑和便秘等。

### 大豆

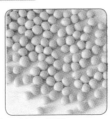

属性：味甘，性平。

功效：主治疳积泻痢、腹胀赢瘦、妊娠中毒、疮痈肿毒等，还能抗菌消炎。对咽炎、结膜炎、口腔炎、肠炎等也很有效。

# (117) 药膳疗法六 治疗骨质增生症

骨质增生症常发生在颈、腰、髋、膝、肘、踝等关节部位。由于中老年人肾气衰弱、精血不足等原因导致其肾气、精血亏虚，无法荣养筋骨，从而导致了骨质疏松症的发生。

## ●枸杞粥

【材料】枸杞子30克，粳米60克。

【做法】将枸杞子、粳米洗净，放入锅内，加入适量水，熬煮成粥。

【用法】分早晚2次服用。

【功效】滋阴补肾，用于治疗肾阴亏虚型骨质增生症。

## ●韭菜炒鲜虾

【材料】韭菜150克，鲜虾240克，菜籽油、味精、盐各适量。

【做法】将韭菜洗净，切成寸段；将鲜虾去壳备用。待锅热后放入菜籽油，再放入鲜虾；快熟时再将切好的韭菜放入，反复翻炒；最后放入盐、味精，调匀即可。

【用法】佐餐食用。

【功效】温肾补阳，用于治疗肾阳亏虚型骨质增生症。

## ●枸杞肉丝

【材料】枸杞子100克，猪瘦肉500克，莴苣100克，猪油20克，盐、白糖、料酒、味精、香油、酱油各适量。

【做法】将猪肉、莴苣洗净，切丝，待油锅热后，放入肉丝和莴苣丝快炒；将料酒及其他佐料放入，调匀；再放入枸杞子，翻炒几下，淋上香油；再翻炒几下即可。

【用法】佐餐食用。

【功效】滋补肝肾，用于治疗肝肾阴虚型骨质增生症。

## ●莲栗糕

【材料】莲子60克，板栗（去壳）60克，糯米500克，白糖适量。

【做法】将莲子去心后与板栗一起煮熟，捣碎成泥；再与洗净的糯米一同拌匀，放入瓷盘中；加适量水，放入锅内蒸熟；冷却后切成块食用。

【用法】佐餐食用，可根据自己的口味放入适量白糖。

【功效】补益脾肾，用于治疗脾肾亏虚型骨质增生症。

# 药性药效

## 韭菜

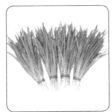

属性：味甘辛，性温。

功效：温中开胃、行气活血、补肾助阳。主治男性阳痿、早泄、遗精、多尿，女性腹中冷痛、闭经、白带增多、腰膝酸痛和产后出血等。

## 鲜虾

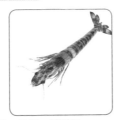

属性：味甘，性微温。

功效：用于治疗男性肾虚阳痿、遗精早泄、产妇乳汁不通、人体筋骨疼痛、手足抽搐、皮肤溃疡、身体虚弱和神经衰弱等。

## 菜籽油

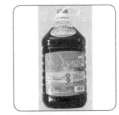

属性：味甘辛，性温。

功效：可润燥杀虫、消肿毒。

## 枸杞

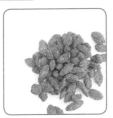

属性：味甘，性平。

功效：滋肾、润肺、养肝、明目。可治肝肾阴虚、腰膝酸软、头晕目眩、目昏多泪等症。

## 香油

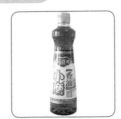

属性：味甘，性温。

功效：延缓衰老、保护血管、润肠通便、保护咽喉。

## 莴苣

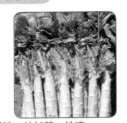

属性：味甘苦，性凉。

功效：利五脏、清胃热、清热利尿。用于治疗小便不利、尿血、胃热、牙痛等症。

## 莲子

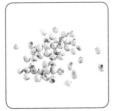

属性：鲜者味甘涩，性平；干者味甘涩，性温。

功效：清心醒脾、养心安神、明目、止泻固精。主治心烦失眠、脾虚久泻、大便溏泄、久痢、腰痛、遗精等。

## 板栗

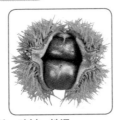

属性：味甘，性温。

功效：益气血、养脾胃、补肝肾，生吃还有治疗腰腿酸痛、舒筋活络的功效。

## 糯米

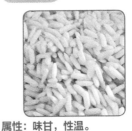

属性：味甘，性温。

功效：补虚、补血、健脾暖胃、止汗。可治反胃、食欲减少、泄泻、汗虚、气短无力等症，还可缓解孕妇在妊娠期间的腹坠感。

本章看点

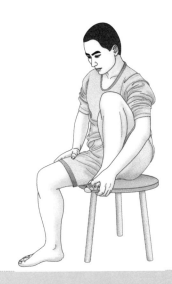

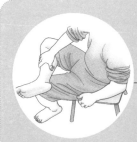

# 第八章
## 用现代疗法治疗下肢痛

对于人体下肢出现的症状，除了可以通过前面章节提到的中医疗法来缓解和治疗外，我们还可以通过其他方法，如运动疗法、温冷疗法、森林疗法来进行缓解，这些都是"绿色环保"的治病方式。

# (118) 运动疗法一 缓解膝关节疼痛

人体膝关节的活动与股四头肌、腿后腱肌、小腿三头肌的三块肌肉有关。其中，股四头肌是膝关节进行伸直动作时使用的粗大肌肉，当膝关节因疼痛活动受限时，股四头肌就会变得细瘦；腿后腱肌是人体在弯曲膝关节时所使用的肌肉，它具有强大的肌力，仅次于股四头肌；容易衰弱的是人体小腿肚上的肌肉，即小腿三头肌。所以，缓解人体膝关节的疼痛，要从强化股四头肌（大腿前面的肌肉）和小腿肚上的肌肉（小腿三头肌）着手。

## ●仰卧抬腿运动

患者仰卧，伸直双腿，将疼痛侧的腿慢慢抬高至20°～30°（注意，当腿抬高超过30°时，就不再是股四头肌的运动，而变成腹肌的运动了）。保持此姿势5秒，然后慢慢放下。注意，不要马上放下腿，应当在腿脚碰到地板时再放松力量。这是锻炼股四头肌的运动，运动量较大，适合肌力稍强的人。

## ●负重抬腿运动

坐在椅子上，在脚踝处绑上1千克左右的重物（如重锤袋，或穿着滑冰鞋），然后慢慢将脚伸直；静止5秒后，再慢慢放下脚。当能轻松地进行这项运动20次左右后，就每次再增加0.5千克的重物。以女性增加到3千克，男性增加到4千克左右为佳。这种使腿在阻力下进行的运动，可使腿部肌肉得到很好的锻炼。

## ●踝关节上下翻运动

通过踝关节上下翻，可强化小腿上的肌肉。其方法是：坐在椅子上，将脚抬起，足底与地面平行，然后将脚尖尽量向上抬起；此时，小腿肚处于绷紧状态，维持5～10秒；再改为脚尖尽量向下绷紧，也坚持5～10秒。双下肢交替进行该运动，每日3～5次。

## ●踮脚尖运动

手轻轻扶在桌沿上，使身体保持平衡，然后慢慢踮起脚尖。保持此姿势3秒，再慢慢放下脚跟。每日进行10～20次。长期坚持做此项运动，会使小腿肚上的肌肉得到强化；也可在泡澡时加以按摩，以消除小腿的疲劳。

# 减轻膝关节疼痛的运动方法

　　膝关节疼痛时，可通过下列运动来缓解，包括仰卧抬腿运动、负重抬腿运动、踝关节上下翻的运动、踮脚尖运动等。

## 仰卧抬腿运动

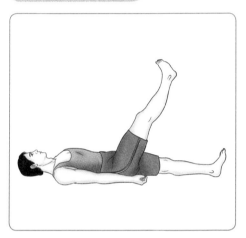

　　仰卧，双腿伸直，将身体疼痛一侧的腿慢慢抬高至70°~80°，保持此姿势5秒，然后慢慢放下。

## 负重抬腿运动

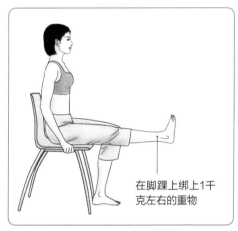

在脚踝上绑上1千克左右的重物

　　坐在椅子上，在脚踝上绑上1千克左右的重物，然后慢慢将腿伸直；静止5秒后，再慢慢放下脚。

## 踝关节上下翻运动

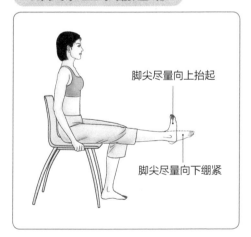

脚尖尽量向上抬起

脚尖尽量向下绷紧

　　坐在椅子上，将脚抬起，足底与地面平行；然后将脚尖尽量向上抬起，维持5~10秒，再改为脚尖尽量向下绷紧。双下肢交替进行这一动作。

## 踮脚尖运动

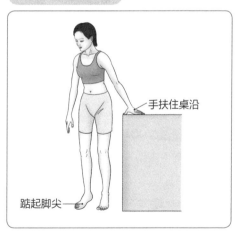

手扶住桌沿

踮起脚尖

　　手轻轻扶在桌沿上，使身体保持平衡，然后慢慢踮起脚尖。保持此姿势3秒，再慢慢放下脚跟。

# ⑪⑨ 运动疗法二 治疗类风湿性关节炎

类风湿性关节炎是一种全身性的慢性结缔组织疾病，常造成患者出现关节疼痛、关节畸形等症状。类风湿性关节炎可通过下列运动疗法进行缓解和治疗。

## ●弯腰运动

步骤一：患者站立，两脚分开，与肩同宽，双臂上举，头上抬，双目仰视；慢慢地向前弯腰，双手触摸双足，坚持1~2秒后恢复原位；每日2~3次，每次各做10~20次。

步骤二：患者站立，双手叉腰，双脚分开，与肩同宽；向后做腰部后伸运动，头颈部后倾至极限位后停留1~2秒，再恢复原位；每日2~3次，每次做10~15次。

## ●膝髋运动

步骤一：患者呈盘腿打坐的姿势，双足置于身体对侧小腿下，双手置于两侧膝关节上；逐渐用力压膝关节，使膝关节尽量贴近床面，以达到使髋关节外旋的目的；坚持1~5秒后放松，使膝关节离开床面；每日2~3次，每次做10~20次。

步骤二：患者仰卧，将一侧的下肢抬起，使大腿与床面垂直，在此位置上屈曲膝关节，使小腿与床面平行；坚持2~3秒后，伸直膝关节，并放平该下肢，双下肢交替进行该动作；每日2~3次，每次各做10~15次。

步骤三：患者俯卧，屈曲一侧的膝关节成90°，即小腿与床面垂直；坚持3~5秒后，伸直膝关节，恢复原位，双下肢交替进行，也可双下肢同时进行；每日2~3次，每次各做10~15次。

步骤四：患者取站立位，双手叉腰，双足站立，与肩同宽；上提大腿的同时屈膝90°，小腿与地面垂直；坚持2~3秒后将小腿向前方踢出，伸直膝关节；再坚持2~3秒后恢复原位，双下肢交替进行；每日各做10~15次。

步骤五：患者双脚站立，与肩同宽，一只脚向前跨出一大步，呈"弓步"，使前腿膝关节屈曲成90°，后腿伸直；双手压于前腿膝关节之上，向下继续用力屈曲膝关节，反复向下振动3~5次后恢复原位；双下肢交替做上述动作；每日2~3次，每次各做10~15次。

## ●趾踝运动

坐在椅子上，双下肢伸直，做踝关节旋转运动。先按顺时针旋转10~15圈，再按逆时针旋转10~15圈。双踝关节交替进行，每日2~3次。

# 治疗类风湿性关节炎的运动方法

类风湿性关节炎可通过运动来治疗，方法有弯腰运动、膝髋运动、趾踝运动等。

## 向前做弯腰运动

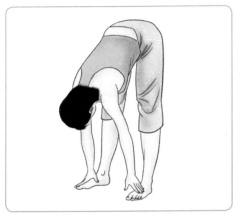

两脚分开，与肩同宽，双臂上举，头上抬，双目仰视，慢慢弯腰，双手触摸双足；坚持1～2秒后恢复原位。

## 向后做腰后伸运动

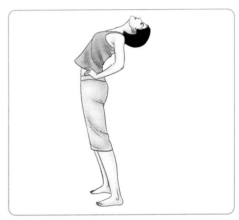

站立，双手叉腰，双脚分开，与肩同宽，向后做腰部后伸运动，头颈部后倾至极限位后停留1～2秒，随后恢复原位。

## 膝髋运动

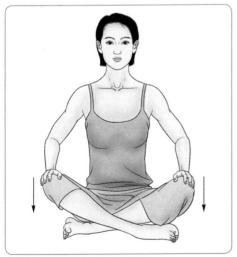

身体呈盘腿打坐的姿势，双足各置于对侧小腿下，双手置于两侧膝关节上，逐渐用力下压膝关节，使其尽量贴近床面；坚持1～5秒后放松。

## 趾踝运动

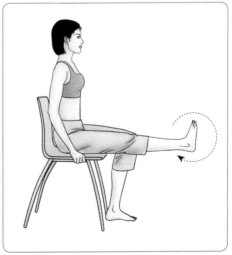

坐在椅子上，双下肢伸直，做踝关节旋转运动；先按顺时针旋转10～15圈，再按逆时针旋转10～15圈，反复进行这一动作。双踝关节交替进行，每日2～3次。

# (120) 运动疗法三 减少膝关节积液

膝关节出现积液会导致关节疼痛、肿胀、活动受限等。如果是由疾病引起的积液，应先治疗原发疾病。如果是因创伤引起的积液，应避免膝关节的反复撞击、过度运动和超负荷运动。如果是关节退行性改变引起的积液，应注意休息，减轻关节磨损，以达到缓解疼痛、消除肿胀的目的。

## ●直腿抬举运动

患者仰卧，双下肢伸直，慢慢抬起一侧下肢，抬腿的高度根据个人的情况而定；坚持5～10秒后放下；两下肢交替进行该动作，各做10～30次；每口做2～3次。在大腿肌力逐渐恢复的情况下，一方面可增加每次抬举大腿的次数或增加每日运动的时间，另一方面也可在腿上绑上重物（如沙袋、枕头等），以增加抬腿时的阻力，达到有效锻炼肌肉的目的。

## ●膝关节不负重屈伸运动

患者仰卧，双臂伸直，抬起大腿，使之与床面垂直；在此基础上，屈伸膝关节，运动小腿10～30次，或连续运动5～10分钟；每日2～3次。此动作有利于积液的吸收和肿胀的消退。

## ●膝关节抗阻力屈伸运动

患者坐在椅子上，治疗师将其患侧下肢抬起，做摆动动作，以减轻运动时膝关节的疼痛。通过自然地摆动小腿，使膝关节的活动度逐步加大。摆动时间根据患者的实际情况而定。然后，让患者将小腿慢慢伸直，与地面平行，坚持3～5秒后放松。反复做15～20次，每日3～4次。最后，在患者伸直小腿时，治疗师用手按压其小腿，并随着小腿的抬起适当加压，增加阻力，以达到锻炼下肢肌力的效果。治疗师下压患者小腿的力量基本与其小腿上抬的肌力平衡。每日2～4次。

## ●骑自行车运动

此动作属于半负重性质的膝关节运动，可以在康复器械上进行，也可以在骑自行车的过程中完成。每次骑行10～15分钟，每日2～4次。以不造成患者的膝关节组织肿胀为标准，运动量也可因人而定。

# 治疗膝关节积液的运动方法

　　膝关节出现积液时，可通过运动来治疗。运动方法有：直腿抬举运动、膝关节不负重屈伸运动、膝关节抗阻力屈伸运动、骑自行车运动。

## 直腿抬举运动

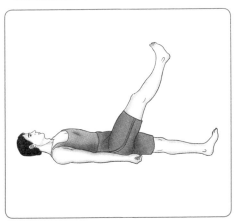

　　仰卧，双下肢伸直，慢慢地抬起身体一侧的下肢；坚持5~10秒后放下，两下肢交替进行该动作。也可在腿上绑上重物（如沙袋、枕头等），以增强对肌肉的锻炼。

## 膝关节不负重屈伸运动

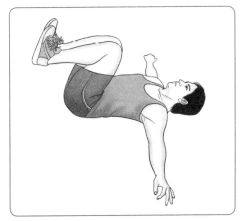

　　仰卧，双臂伸直；抬起大腿，使之与床面垂直；在此基础上，屈伸膝关节，运动小腿10~30次；也可在小腿上绑上重物，以提高治疗效果。

## 膝关节抗阻力屈伸运动

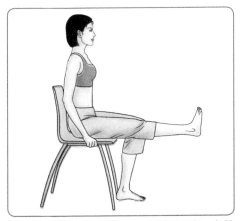

　　坐在椅子上，伸直小腿，与地面平行；坚持3~5秒后放松，反复做15~20次。治疗师可在患者每次伸直小腿时，用手按压患者小腿，帮助患者更好地锻炼下肢肌力。

## 骑自行车运动

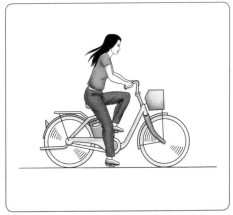

　　患者每次骑10~15分钟自行车，每日2~4次，以不造成膝关节组织肿胀为标准。运动量可因人而定，也可在康复器械上进行。

# (121) 运动疗法四 治疗踝关节扭伤

踝关节扭伤会使局部组织出现明显的肿胀、疼痛和活动受限等，治疗时应进行局部冷敷，或使用绷带、小夹板等进行固定，使损伤的组织处于相对静止的状态，以利于患处尽快康复。在踝关节扭伤的中晚期，疼痛、肿胀的现象已得到明显缓解，此时的治疗原则应由"静"转为"动"，即选择合适的运动疗法进行治疗。

## ●踝关节屈伸运动

坐在椅子上，将患足抬起，做屈伸运动10～40次，每日2～4次。此运动可帮助缓解扭伤后关节的粘连，促使其恢复正常功能。刚开始做此运动时，可能由于疼痛和关节僵硬等原因，踝关节的屈伸范围和角度都较小；随着踝关节功能的恢复，可逐渐增加踝关节的活动范围。如果患者自己无法活动，可由他人帮忙进行被动运动，但要注意根据患者自身的情况确定踝关节做屈伸运动的幅度。

## ●踝关节旋转运动

患者坐在椅子上，将患足抬起，先按顺时针旋转踝关节，再按逆时针旋转踝关节，各进行20～30次。每日2～3次。患者也可坐在椅子上，双足夹住1个篮球或足球，用双脚反复转动该球，达到运动踝关节的目的。通过踝关节的旋转运动，可以减轻患者踝关节的肌肉萎缩的程度，帮助恢复踝关节的功能，防止其因长期卧床而形成的下肢静脉血栓。

## ●弓步旋转运动

患者取站立位，一足向前迈一步；前足掌着地，膝关节屈曲成"弓步"。患者双手扶膝，以踝关节为轴心，先按顺时针旋转5～10圈，再按逆时针旋转5～10圈。两踝关节交替着做5～15次，每日2～4次。

## ●水中运动法

准备1个洗脚盆或浴盆，向盆中注入40～50℃的温水；也可将活血化淤的药材置于水中，用文火煮沸；待温度降到40～50℃时，再将患足泡于水中，以增强治疗效果。通过水的传导作用，踝关节的血液循环会逐渐通畅，可达到舒筋、沽血、止痛的效果。患足在水中还可进行踝关节屈伸、内外翻和旋转的动作。每日泡足和运动踝关节10～20分钟，每日2～3次。在此基础上，还可以配合水中按摩，强化治疗效果。

# 治疗踝关节扭伤的运动方法

运动疗法对治疗踝关节扭伤非常有效。通过踝关节的屈曲、旋转，以及利用药物和水的温度，可以达到舒筋、活血、止痛的目的。

## 踝关节屈伸运动

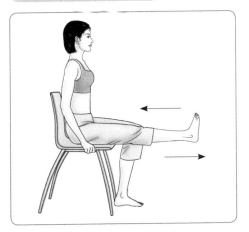

坐在椅子上，将患足抬起，做屈伸运动。随着踝关节的恢复，可逐渐增加踝关节的活动范围。

## 踝关节旋转运动

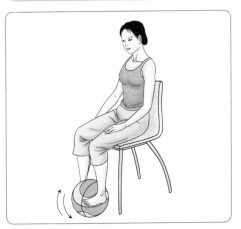

坐在椅子上，双脚夹住1个篮球或足球。用双脚反复地按顺时针和逆时针的方向转动该球，可帮助恢复踝关节的功能。

## 弓步旋转运动

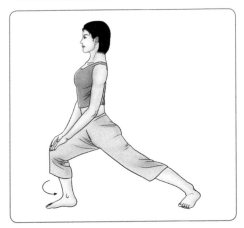

取站立位，一足向前迈一步，使膝关节屈曲成"弓步"。双手扶膝，以踝关节为轴心，先按顺时针旋转，再按逆时针旋转。

# (122) 运动疗法五 舒缓小腿部的肌肉

当我们感到小腿肚僵硬和疲劳时，可通过下面的运动来舒缓小腿部的肌肉。下面3个动作为1组，每做1次这些动作就应变换1次前后脚的组合。左右各做8次。此动作对矫正O型腿也有很好的效果。

## ●准备动作

取站立位，双手置于腰部，背部挺直。两脚前后交叉，脚尖朝向身体外侧。

## ●呼气时的运动

先吸一大门气，然后一边慢慢呼气，一边弯曲膝关节，同时身体重心下移。在感觉快没有气之前停止动作，再把剩下的气全部呼出。

## ●吸气时的运动

以弯曲膝关节的姿势吸气之后，再慢慢呼气。双膝逐渐回到原来的姿势。

### 准备运动

运动开始前，要先保持站立位，做好运动的准备。

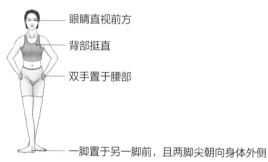

眼睛直视前方
背部挺直
双手置于腰部
一脚置于另一脚前，且两脚尖朝向身体外侧

### 呼吸时的运动

这项运动最重要的是要配合呼吸进行。呼气时身体重心下降，吸气时身体重心上移。

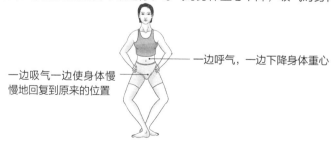

一边呼气，一边下降身体重心

一边吸气一边使身体慢慢地回复到原来的位置

# (123) 自制热毛巾 缓解下肢疼痛

当人体出现膝关节疼痛、神经痛和风湿痛等症状时，可以通过自制的热毛巾热敷疼痛部位，以使患处从外到内暖和起来，从而达到缓解疼痛的目的。需要注意的是，关节部位出现肿胀、发热现象时禁止热敷。

## ●热毛巾热敷的优点

1. 温度可以自由调节。

2. 可以让身体从外到内暖和起来，达到消除疼痛的目的。

3. 可使人体的精神放松。

## ●注意事项

1. 热毛巾不能直接接触患部。

2. 要把握好毛巾的湿度，不可拧得太干。

3. 用微波炉加热时，不要封紧塑料袋的口。

4. 热敷后感觉疼痛加剧时，要立即停止。

## ●如何热敷

热敷之前要先确定疼痛部位没有出现肿胀和发热；热敷时要以半月板为中心，热敷整个膝关节。方法是：用热毛巾覆盖整个膝关节，每次热敷15分钟；待毛巾渐渐变凉之后再换另外1条毛巾，再热敷15分钟。

### 自制热毛巾

自制热毛巾时，一定要把握好毛巾的湿度和温度。具体制作方法为：

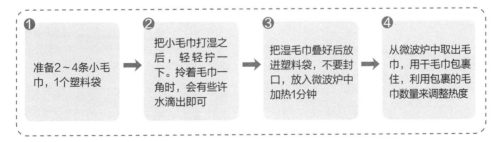

| ❶ | ❷ | ❸ | ❹ |
|---|---|---|---|
| 准备2~4条小毛巾，1个塑料袋 | 把小毛巾打湿之后，轻轻拧一下。拎着毛巾一角时，会有些许水滴出即可 | 把湿毛巾叠好后放进塑料袋，不要封口，放入微波炉中加热1分钟 | 从微波炉中取出毛巾，用干毛巾包裹住，利用包裹的毛巾数量来调整热度 |

# 124 用姜热敷 缓解因寒冷引起的下肢疼痛

对于由慢性疼痛和寒冷引起的膝关节疼痛，可以用姜热敷疼痛部位。在这个过程中，姜的药效起了很重要的作用。有些人由于自身体质的原因，不适合用此种疗法，所以在用姜热敷患部之前，应先试着把姜放在手臂内侧进行检测，确认身体对其是否过敏。

## ●用姜热敷的优点

1. 可以有效促进人体的新陈代谢。

2. 可以一次性热敷大范围，因此，只要知道穴位大概所在的位置即可。

3. 不必用高温热敷，就有很好的疗效。

## ●注意事项

1. 用姜热敷时，姜不要直接接触患部，必须用纱布包起来。

2. 不能重复使用，一块姜最多只能用2次。

3. 如果皮肤出现了肿胀现象就不能使用。

## ●如何热敷

首先，用手心触摸患部，确认患部是否发热，还要确认疼痛的部位是否肿胀；当疼痛部位没有出现发热或肿胀现象时，才可用姜热敷。方法是：把用纱布包裹的热姜放在疼痛部位，热敷10～15分钟。

### 用姜热敷

把热姜用纱布包好，放在下肢疼痛部位，热敷 10～15 分钟。

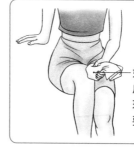

如果热敷 5 分钟后，患处皮肤出现了变红或发痒的现象，说明皮肤对姜过敏，要立即停止热敷

# (125) 泡澡疗法 缓解因疲劳引起的下肢疼痛

对于下肢慢性疼痛或由于疲劳而引起的疼痛，可通过泡澡来温暖患部；如果能在泡澡过程中配合使用沐浴剂，并结合按摩，效果会更好。

## ●泡澡的优点

1. 配合使用沐浴剂，能收到意想不到的效果。

2. 可以让身体长时间保持暖和。

3. 结合伸展操和按摩，效果会更好。

## ●注意事项

1. 浴室和换衣服的地方，室温要大致相同。

2. 泡澡的次数并不是越多越好，每天泡澡3次以上，反而会更疲劳。

3. 下肢突然出现疼痛时，不要立即泡澡。

## ●如何温暖患部

向浴缸中注入约40℃的温水，稍微弯曲膝关节，将身体浸泡在热水中。在这个过程中，可轻轻按摩疼痛部位，能有效舒缓下肢不适。浸泡10分钟后，从浴缸中出来，用20℃左右的冷水淋浴约1分钟，并用冷水集中冲洗疼痛部位。然后再泡澡5分钟，重复以上动作4～5次。

### 在泡澡的过程中结合按摩

在泡澡的过程中如果能对疼痛部位进行按摩，效果会更好。

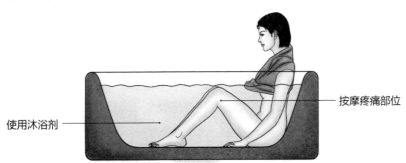

使用沐浴剂

按摩疼痛部位

# ⑫₆肌内效贴布疗法

肌内效贴布是一种有着伸缩性的特殊贴布，由透气的棉质材料制作而成。它不含乳胶及药性，一般不会引起皮肤过敏，也不会遇水而脱落，可连续贴上三四天；而且撕去贴布后也不会在皮肤上留下残留物。这种方法是由一位日本医生于1973年发明的，后来被广泛应用于支撑受伤的软组织、消肿及缓解疼痛，从而促进身体的自然康复。

## ●肌内效贴布的原理

肌内效贴布可增加人体皮肤与肌肉之间的间隙，促进淋巴及血液循环，减少引发疼痛的刺激物质，进而减轻肌肉紧张及疲劳感，支撑损伤的肌肉组织。配合正确的部位和贴法，可达到缓解疼痛、促进康复及增强运动功能等效果。

## ●肌内效贴布的作用

1. 促进肌肉的正常功能的恢复：使身体中异常紧张的肌肉恢复正常，并强化较弱的肌肉。

2. 促进血液循环：血液循环减弱，身体特定部位就容易产生淤血，从而压迫神经。

3. 抑制疼痛：贴布可刺激人体皮肤和肌肉，达到止痛的效果。

4. 有助于矫正错位的关节：人体肌肉的异常紧张会拉扯骨头，使关节产生错位，而贴布可让筋膜、肌肉的功能恢复正常，从而帮助矫正错位的关节。

## ●如何使肌内效贴布达到最佳功效

要使肌内效贴布达到最佳功效，使用者必须先正确诊断身体受伤部位，并且掌握良好的贴布操作技巧和在身体不同部位的贴法。

## ●注意事项

1. 如果很快地撕掉贴布背面的纸，贴布就会纠结成一团而难以贴牢，所以要慢慢地撕去贴布背面的纸。

2. 要贴贴布的皮肤部位必须被擦拭干净，也不要涂抹化妆水或乳液等。

3. 将贴布贴在皮肤上后如果有拉扯感就表示贴得太紧了，此时应揭开贴布，将它重新贴松一点。

4. 贴布虽然有抗水性，但洗澡后最好将其仔细擦干。

# 贴布的 4 种基本类型

　　肌内效贴布有 4 种基本类型，可根据人体关节的运动方向、肌肉的走向与粘贴的部位而使用不同的贴法。它们的制作方法如下图所示：

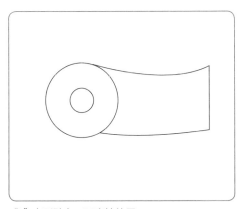

"I" 字形贴布：可直接使用。

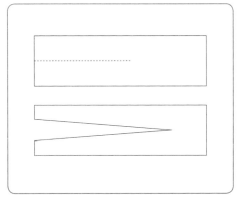

"Y" 字形贴布：用剪刀纵向剪1刀后使用。

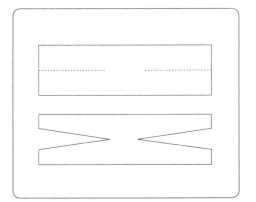

"X" 字形贴布：从贴布两端用剪刀各纵向剪1刀。

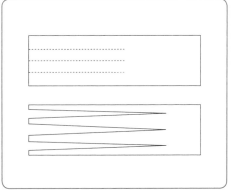

熊掌状贴布：按同一个方向用剪刀纵向剪3~4刀。

# （127）贴布疗法一　改善O型腿

O型腿常常给患者造成疼痛，这是由于O型腿患者的股骨和胫骨之间的软骨或半月板磨损之后，导致关节腔变小，在这种情况下，患者在弯曲膝关节时，其股骨和胫骨会相互摩擦，从而引起疼痛。此时，患者可以使用肌内效贴布来改善疼痛，长时间坚持使用还能逐渐改善O型腿的状况。

## ●使用的贴布

"I"字形贴布：30厘米长的贴布1条。

"Y"字形贴布：30厘米长的贴布1条，切口25厘米长。

## ●准备活动

贴布前先要伸展待贴部位的肌肉。方法是：身体站直，上身前倾，确保大腿部的肌肉已经伸展开。

### 改善O型腿的贴法

O型腿患者可用"Y"字形贴布和"I"字形贴布，从大腿的内外两侧以像要把大腿包住般的方式贴住大腿。每2～3天更换1次贴布。

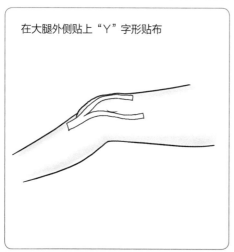

在大腿外侧贴上"Y"字形贴布

在臀部外侧的下方，贴上没有切口的那一端。一边用手指压住，一边把右半边的贴布贴到膝关节外侧，把左半边的贴布贴到膝关节背面的外侧处。

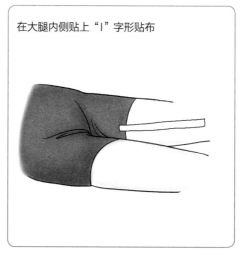

在大腿内侧贴上"I"字形贴布

在从大腿内侧的根部往下约4根手指宽的部位处到膝关节背面的内侧，贴上"I"字形贴布。

图解腰腿病特效自疗一学就会

# （128）贴布疗法二　改善风湿性关节炎

风湿性关节炎常常给患者带来无尽的痛苦，这是由于关节发炎会逐渐影响软骨和骨头周围组织，造成关节活动不利。而肌内效贴布可促进患处的血液循环，帮助患者提高身体的自愈力，缓解因风湿性关节炎引起的下肢疼痛。

## ●使用的贴布

"Y"字形贴布：40厘米长的贴布1条，切口20厘米长。

"Y"字形贴布：25厘米长的贴布1条，切口7厘米长。

## ●准备活动

伸展要贴贴布的患处肌肉。方法是：坐在床上，用力地把脚伸直，直到大腿到脚部的肌肉伸展开。

### 改善风湿性关节炎的贴法

风湿性关节炎患者贴贴布时要围绕膝关节往上和往下贴，可分2步：从足弓处贴至小腿部位，从臀下贴至膝关节处。

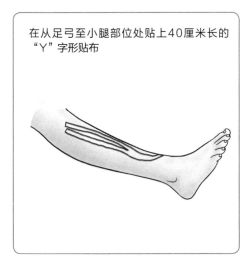

在从足弓至小腿部位处贴上40厘米长的"Y"字形贴布

把40厘米长的"Y"字形贴布没有切口的那一端贴在脚底的足弓附近。然后伸直脚背，将贴布有开口的一端朝着膝关节的方向贴，贴布开口的部分要夹住小腿的前面，朝膝关节半月板外侧的方向贴上去。

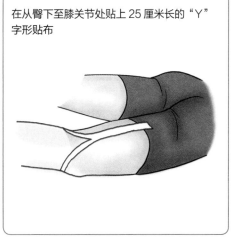

在从臀下至膝关节处贴上25厘米长的"Y"字形贴布

身体挺直，把25厘米长的"Y"字形贴布上没有切口的那一端贴在大腿后面、臀部往下约4根手指宽的部位处。然后身体前倾，把贴布贴到膝关节上方。"Y"字形贴布的两端要贴到膝关节的内外两端之处。

图书在版编目（CIP）数据

图解腰腿病特效自疗一学就会 / 赵鹏，于雅婷主编
. -- 南京：江苏凤凰科学技术出版社，2020.5
ISBN 978-7-5713-0716-5

Ⅰ.①图… Ⅱ.①赵… ②于… Ⅲ.①腰腿痛 - 治疗
- 图解 Ⅳ.① R681.505-64

中国版本图书馆 CIP 数据核字 (2020) 第 001617 号

**图解腰腿病特效自疗一学就会**

| 主　　　编 | 赵　鹏　　于雅婷 |
| 责 任 编 辑 | 樊　明　　祝　萍 |
| 责 任 校 对 | 杜秋宁 |
| 责 任 监 制 | 方　晨 |

| 出 版 发 行 | 江苏凤凰科学技术出版社 |
| 出版社地址 | 南京市湖南路1号A楼，邮编：210009 |
| 出版社网址 | http://www.pspress.cn |
| 印　　　刷 | 天津旭丰源印刷有限公司 |

| 开　　　本 | 718mm×1 000mm　1/16 |
| 印　　　张 | 15 |
| 插　　　页 | 1 |
| 字　　　数 | 280 000 |
| 版　　　次 | 2020年5月第1版 |
| 印　　　次 | 2020年5月第1次印刷 |

| 标 准 书 号 | ISBN 978-7-5713-0716-5 |
| 定　　　价 | 35.00元 |

图书如有印装质量问题，可随时向我社出版科调换。